イラスト 健康管理概論

<第6版>

朝山正己
井谷　徹　著
芳本信子

東京教学社

第 6 版のまえがき

　WHOは令和2年（2020）年，世界の人々を震撼させた新型コロナウイルス感染症（COVID-19）に対して「国際的に懸念される公衆上の緊急事態」（PHEIC）を宣言した．これは令和5（2023）年5月まで続き，その期間は約3年半の長きに及んだ．

　これに対して日本はCOVID-19を「急速なまん延により国民の生命・健康に重大な影響を与えると認められる」として「新型インフルエンザ」に位置付け予防策等を講じてきたが，日本の患者発症数やWHO，諸国の状況とも照らし合わせながら，COVID-19を令和5（2023）年に第5類感染症に移行した．その脅威は薄れつつあるが，世界の市民生活や経済活動に大きな影響を与えた．おそらくCOVID-19は今後とも歴史に残る感染症の1つに位置づけられ，感染症対策に数々の教訓を我々に与えた．

　先に，我が国は急速に進展するグローバル社会に相応しい感染症対策として感染症法の大改革を行い，その後も毎年のように同法を改正している．しかし，新型コロナ禍の生活を体験し，その反省から感染症法の改正に止まらず，感染症に対するあらたな管理統括機構や研究機構を設置した．

　一方で，少子高齢社会が急速に進む日本の社会での重要課題である健康寿命の延伸策については，令和5（（2023）年「6年度から17年度までの期間，21世紀における第三次国民健康づくり運動」（健康日本21（第三次））が推進されることになった．

　このように，健康に関するニーズや変化は目まぐるしく多様である．

　本著では，これらの国の政策の策定の端境期と重なったこともあって十分に掲載することができなかったことをお断りし，お詫び申し上げる．

　本書の初版は令和（1990）年に発行され，栄養士，管理栄養士のために，当時の管理栄養士国家試験ガインを基準にまとめられたものである．その後，同基準の改定や健康科学を学ぶ学生の専門領域も広がり，多くの領域の学生の教科書として親しまれている．

　引き続き，同書が健康科学を学ぶ人々にとってお役に立てれば幸いである．

　　2024年4月

著者一同

まえがき

　第2次大戦終了後，多少の浮き沈みはありながらも，日本の経済は右肩上がりの成長を遂げてきた．資源を持たず，国土の狭い小国で，世界で初めての原爆の被爆体験国となり，食糧難にあえぐ日本が，世界の経済大国として不死鳥のごとくよみがえった．

　その経済成長の恩恵を受けて，国民の生活も大きく様変わりをした．しかしながら，その変化があまりに急激であったために日本社会のいたるところに綻びも目立った．例えば，メチル水銀化合物による海水や川の汚染によって生じた熊本水俣病や新潟（第2）水俣病，あるいは富山県神通川流域でカドミウム汚染が原因となって発生したイタイイタイ病，さらには大気汚染による四日市喘息など，世界にも稀な公害病が起こり，公害大国となった．

　一方で，日本の高度経済成長とともに，医療技術の進歩や保健所，病院など医療・保健施設の充実，栄養の改善などさまざまな要因によって，日本人の平均寿命は著しく延び人生80年の時代を迎えた．

　平均寿命が50年にも満たない短命で，しかも子沢山の時代には，人の一生もまさに「花の命」と同じように，子を生み終えるかあるいは子育てをし終えると間もなく，天寿を迎えていた．しかし，人生80年時代の今日では，人生の後半部分が長くなり，生活や人生の内容や質（QOL）が問われている．

　1988年からわが国は，「アクティブ80ヘルスプラン」（第2次国民健康づくり対策）を基本として健康の諸対策を進めている．すなわち，現代のわが国の健康対策の柱は健康増進・発病予防（第1次予防）が中心となっている．

　こうした時代背景にあって，栄養士や管理栄養士の養成課題のカリキュラムに「健康管理概論」が取り入れられていることは，まさに時代の要請と言える．

　現代人の健康対策の1つの柱である「食」による健康の維持・増進（食生活を改善し，生活習慣病を予防）する上で，栄養士に大きな役割が期待されている．個人や地域住民の健康管理をどのように進めたらよいか，健康管理に関する全般的な体系を良く理解し，医師，保健婦あるいは他の医療や健康づくり関係者とも協調して取り組む必要がある．

　本書は栄養士，管理栄養士を目指す学生のために，管理栄養士国家試験ガイドラインを基準にまとめたものである．さらに健康科学を学ぶ広範な人々のためにも好適の書となるように努めたつもりである．

1998年8月

著者一同

目　次

第1章　健康の概念 ·· 1
1.1　健康の定義 ·· 2
1.2　健康に及ぼす要因 ·· 3
1.3　健康の指標 ·· 5
(1)死亡率　5　　(2)50歳以上死亡割合　6　　(3)平均余命　7　　(4)乳児死亡率，新生児死亡率，早期新生児死亡率　7　　(5)死産率と死産比　7　　(6)周産期死亡率　7　　(7)罹患率と有病率　8　　(8)受療率　8　　(9)国際疾病障害死因統計分類(ICD)　9
1.4　疾病の予防 ··· 11
1.4.1　一次予防 ·· 12
1.4.2　二次予防 ·· 12
1.4.3　三次予防 ·· 13
1.4.4　感染症の予防 ·· 14
(1)病原体（感染源）対策　14　　(2)感染経路対策　14　　(3)宿主の感受性対策　15
1.4.5　感染病の予防対策 ·· 16
(1)時代背景と対策の基本的な考え方　17　　(2)「事前対応型」行政への転換　17　　(3)感染症類型と医療体制の構築　17　　(4)届出基準　17　　(5)患者等の人権に配慮した入院の手続き　17　　(6)消毒その他の措置により感染症のまん延防止対策　17　　(7)動物由来感染症対策　18　　(8)特定病原体等の管理体制の制定　18　　(9)国際協力の推進　19

（練習問題　19）

第2章　健康の現状 ··· 21
2.1　余命と寿命 ··· 22
2.1.1　平均余命の歴史 ··· 22
2.1.2　平均寿命の現状 ··· 22
2.1.3　健康寿命 ·· 23
2.2　死　因 ··· 24
2.2.1　進む人口の高齢化 ·· 24
2.2.2　死亡状況からみる日本人の健康状態 ······································· 25
(1)粗死亡率と年齢調整死亡率　25　　(2)主な死因順位　26
2.2.3　母子保健の現状 ··· 31
(1)乳児死亡率　31　　(2)周産期死亡率　32
2.3　傷病の現状 ··· 32
2.3.1　国民生活基礎調査 ·· 32
2.3.2　患者調査 ·· 33

2.4 生活習慣病 ……………………………………………………………………… 34
2.4.1 生活習慣病の現状 ………………………………………………………… 35
2.4.2 生活習慣病対策 ………………………………………………………… 36

2.5 健康水準の国際比較 ……………………………………………………… 37
2.5.1 悪性新生物 ………………………………………………………… 37
2.5.2 心疾患死亡 ………………………………………………………… 37
2.5.3 脳血管疾患 ………………………………………………………… 38

（練習問題　38）

第3章　健康増進の施策 ……………………………………………………… 39

3.1 健康増進の考え方 ………………………………………………………… 40
3.1.1 健康増進とは ………………………………………………………… 40
3.1.2 健康増進の必要性 ………………………………………………………… 41
3.1.3 健康増進の3要素 ………………………………………………………… 42
(1)運　動　43　(2)栄　養　43　(3)休　養　43

3.2 健康づくり行政 ……………………………………………………………… 44
3.2.1 わが国の健康づくり行政 ………………………………………………… 44
3.2.2 第1次国民健康づくり対策 ………………………………………………… 46
3.2.3 第2次国民健康づくり対策（アクティブ80ヘルスプラン） …………… 46
1) 健康づくり事業 ………………………………………………………… 46
(1)栄　養　47　(2)運　動　48　(3)休　養　48　(4)その他の事業　49
2) 健康づくり指導者の育成 ……………………………………………… 50
(1)栄養士および管理栄養士　50　(2)健康運動指導士および健康運動実践指導者　50
3.2.4 第3次国民健康づくり対策（健康日本21） ……………………………… 51
(1)健康増進法の制定　51　(2)健康フロンティア戦略　51　(3)新健康フロンティア戦略　51
3.2.5 第4次国民健康づくり対策（健康日本21（第2次）） ……………………… 52
3.2.6 第5次国民健康づくり対策（健康日本21（第3次）） ……………………… 53

3.3 健康づくりの課題 ………………………………………………………… 53
3.3.1 喫　煙 ……………………………………………………………… 53
(1)喫煙者率の現状　54　(2)喫煙対策　54
3.3.2 飲　酒 ……………………………………………………………… 56

（練習問題　57）

第4章　健康づくりの実際 …………………………………………………… 59

4.1 運　動 ……………………………………………………………………… 60
4.1.1 運動と健康 …………………………………………………………… 60
(1)運動と体力　60　(2)運動と発育・発達　61　(3)運動と加齢　61
4.1.2 運動による健康づくり ……………………………………………… 61
(1)その原則　61　(2)運動の種類　62　(3)その実際　64

4.2 栄　養 ……………………………………………………………………… 64
4.2.1 日本人の食生活 ……………………………………………………… 64

4.2.2 栄養と健康 ·· 66
4.2.3 日本人の食生活指針 ·· 67
4.2.4 諸外国との比較 ·· 69
4.2.5 肥　満 ·· 70
　　(1)肥満の判定　70　(2)肥満と健康　71

4.3 休　養 ·· 72
4.3.1 休養とは ·· 72
4.3.2 休養の取り方 ·· 74
4.3.3 休養による健康づくり対策 ·· 79

4.4 飲酒と喫煙 ·· 80
4.4.1 飲　酒 ·· 80
　　(1)酒とアルコール　80　(2)飲酒と健康　80
4.4.2 喫　煙 ·· 83
　　(1)たばことたばこ煙　83　(2)喫煙と健康　83

　　　　　　　　　　　　　　　　　　　　　　　　　　　（練習問題　85）

第5章　健康管理の方法 ·· 87

5.1 健康管理について ·· 88
5.1.1 健康管理の目的 ·· 89
5.1.2 健康管理でのリスク・アセスメント ·· 90
5.1.3 集団健診 ·· 90
5.1.4 スクリーニングの効果判定 ·· 91
5.1.5 健康教育の必要性 ·· 92
5.1.6 健康管理活動でのプライバシー保護 ·· 93

5.2 地域の健康管理 ·· 94
5.2.1 行政組織からみた健康管理 ·· 94
　　(1)保健所の概要　94　(2)市町村保健センターの業務　95　(3)地方衛生研究所の活動　95
5.2.2 法制度からみた健康管理 ·· 96
　　(1)高齢者医療法　96　(2)母子保健法　97　(3)精神保健および精神障害者福祉に関する法律（精神保健福祉法）　97

5.3 学校の健康管理 ·· 97
5.3.1 健康管理 ·· 98
5.3.2 保健教育 ·· 99
　　(1)保健学習　99　(2)保健指導　101

5.4 職場の健康管理 ·· 102
5.4.1 職場における健康管理の現状 ·· 102
5.4.2 職場における健康管理の実際 ·· 103
　　(1)作業環境管理　103　(2)作業管理　104　(3)健康管理（狭義）　104
5.4.3 産業保健組織 ·· 105
5.4.4 職業病と作業関連疾患 ·· 106
5.4.5 有害環境と健康障害 ·· 107
　　(1)化学物質の吸収・排泄　107　(2)作業環境の改善策　108

(3)特殊健康診断　109　　(4)健康障害　109
　　5.4.6　労働法規 ··· 113
　　　　　　　　　　　　　　　　　　　　（練習問題　114）

資料1.　「健康日本21（第2次）」の分野別達成目標の概要 ················ 115
資料2.　健康づくりのための運動基準2006（要約）······························ 119
資料3.　健康づくりのための身体活動基準2013（概要）······················ 122
資料4.　「新健康フロンティア戦略」の指標 ······································ 125
索　　引 ·· 126

イラスト：梅本　昇　　写真提供：毎日新聞社

第1章　健康の概念

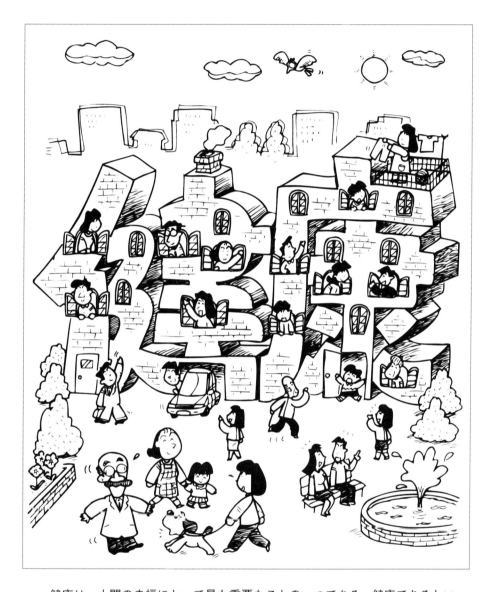

　健康は，人間の幸福にとって最も重要なことの一つである．健康であるということは，人々がそれぞれの人生を豊かに過ごすための基本的条件であるといえる．それゆえに，健康な生活を営むことは，国民にとっての基本的な権利の一つである．また，国民が健康に生活できる条件を整え，保障することは，国の重要な責務であると考えられている．

　本章では，わが国における健康の定義や意義，健康状態を表す指標について説明するとともに，国民一人一人が毎日の生活を健康に暮らしていくための基礎となる疾病の予防策について述べる．

1.1 健康の定義

WHOが1946年に採択した憲章では，健康について次のように述べている．

> 健康とは，単に疾病や虚弱でないというばかりでなく，身体的，精神的，さらには社会的にも良好な状態であることをいう．到達し得る最高水準の健康を享受することは，人種や宗教，政治的信条，経済的あるいは社会的地位にかかわりなく，すべての人々が保有する基本的権利である．

ここでの健康の定義は，各個人の健康を意味するのではなく，むしろ，各国で達成すべき目標としての国民の健康レベルを示しているものと考えられている．

「身体的な良好」とは，生命の維持や日常生活の諸活動を円滑に遂行するために必要な機能を備えていることである．また，「精神的な良好」については，過度のストレスがなく，意欲的に生活を営んだり仕事に取り組み，地域社会の構成員として役割を果たす積極性を持ち，充実した人生を過ごしていると実感できることなどが重要となろう．さらに，「社会的な良好」には，物質的な生活水準のみでなく，社会福祉や社会保障制度の充実，文化的活動の機会や施設の利用が確保されていることなどが含まれる．

さらに，WHOは「西暦2000年までに，全ての人々に健康を（Health for all by the year 2000）」をスローガンとして積極的な活動を展開してきた．その具体的な例の一つが，1978年にソビエト連邦（当時）のアルマ・アタで開催された会議において採択されたプライマリ・ヘルス・ケアに関するアルマ・アタ宣言である．この宣言では，健康に生活することが住民の権利であることを確認した上で，医師などの専門家を中心とした保健・医療活動から住民の主体的な参加による活動に転換するよう提言している．

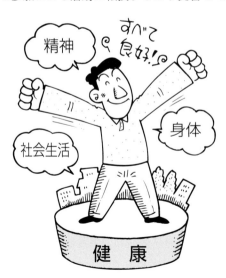

日本国憲法では，次に示すように，国民が健康に生活する権利と，国がその実現に努める責務を有していることを明確に示している．

〔国民の生存権・国の社会保障的義務〕
第25条　すべての国民は，健康で文化的な最低限度の生活を営む権利を有する．
②　国は，すべての生活部面について，社会福祉，社会保障及び公衆衛生の向上及び増進に努めなければならない．
（日本国憲法より）

このように，健康に対する考え方は医学的な概念というよりは，むしろ社会的な概念ともいえる．また，個人や集団の健康水準を高めるためには，個々の人間の努力のみではなく，国や地域，さらには国際的な協力の下で活動が行われなければならない．

健康に対する考え方は時代とともに変化しており，語り伝え，迷信あるいは宗教などに基づく原始的な健康観から，身体を主体とした健康観，そして，現在の世界保健機関（WHO）の定義などにみられる包括的な健康観へと推移してきている．

わが国では，明治維新以降になってはじめて近代医学が本格的に導入されるなど，年代的には遅れがみられるものの，ほぼ同様の推移がみられる．しかし，地域によっては，現在でも宗教的な健康観を依然として根強く残している地域もある．

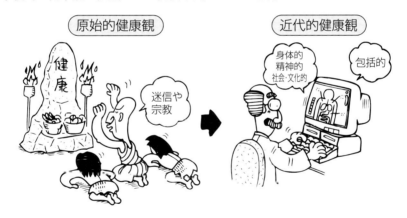

1.2　健康に及ぼす要因

健康は，どのような要因によって決定されるのであろうか．大昔では，悪霊や前世での悪行によって病気になると信じられていた．細菌やウイルスなどの病原体が病気を起こすと考えた時代を経て，現在では，複数の要因の相互作用によって疾病や健康が決定されると考えられている．健康に関与する要因（決定要因）は，個人が持っているさまざまな要因（主体要因）とそれを取り巻く環境（環境要因）に大別することができる（図1-1）．環境要因はさらに，生物学的要因，物理・化学的要因，社会・文化的要因に分けられる（図1-2）．

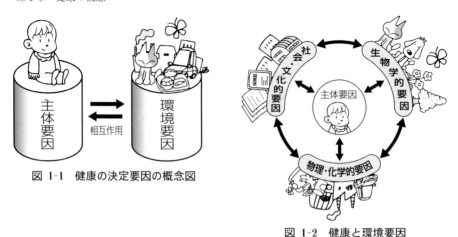

図 1-1　健康の決定要因の概念図

図 1-2　健康と環境要因

　主体および環境要因の，それぞれに含まれる主な要素を表1-1に示した．主体要因には，性や人種のように生まれる前から特質が決定され，出生後の環境条件などの影響を全くかあるいはほとんど受けない要素と，体格や体力，性格などのように遺伝も関与するが，出生後の生育環境や栄養などの影響を受けて形成されるものがある．

表 1-1　健康の決定要因に含まれる要素

主体要因
　性，年齢，遺伝的条件，体格，行動体力，防衛体力，性格など
環境要因
　生物学的要因：ウイルス，細菌，寄生虫，小動物，大型動物など
　物理・化学的要因：温熱条件，気圧，騒音，振動，電離放射線，粉じん，化学物質，有機化学物質，有害ガス，栄養など
　社会・文化的要因：保健・医療制度，社会福祉制度，社会保障制度，保健・医療施設，文化施設など

　また，環境要因は生物学的要因，物理・化学的要因，社会・文化的要因に大別されるが，一つの要素が複数の要因に含まれることも少なくない．例えば，「粉じん」は，小粒子として物理的な刺激を与えると同時に，血液などに溶解して化学的な毒性を発揮することがある．さらに，「栄養」についてみれば，体内での消化や吸収，働きなどの面からみれば化学的環境とみなすことができるが，食料の生産や供給システムなどの視点からすれば，社会・文化的要因の一つと考えることができる．

　したがって，表1-1に示した分類は便宜的なものである．重要なことは，①健康に関与する環境因子は多数あること，しかも，②社会制度なども含めた広範な領域に及んでいることなどを理解することである．

1.3 健康の指標

　国や地域における健康水準を表すためにさまざまな指標（健康指標）がある．健康指標によって，地域や国における衛生状態を知り，健康上の問題点を把握したり，健康増進などの諸活動の効果を知ることができる．

　WHOが推奨する主な健康の指標を表1-2に示す．わが国や先進国では，表1-2に示した死亡率や各種疾患の罹患率などの指標に加えて，精神的あるいは社会文化的な生活の質

表 1-2　WHO推奨の集団の健康指標

```
包括的健康指標
    1. 粗死亡率
    2. 平均余命
    3. 50歳以上死亡割合（PMI）
特殊健康指標
    1. 乳児死亡率
    2. 伝染病死亡率
    3. 保健サービス施設・活動の指標（医療従事者数，病床数など）
新しい指標
    1. 水道利用率
    2. 下水終末処理施設利用人口
    3. 精神保健，栄養，住居衛生に関する諸指標
```

（QOL＝Quality of life）の高さなどを考慮した指標が必要となっているが，現在のところ，QOLに関して広く用いられている総合的な指標はない．

　どの健康指標を用いるかは，目的や対象とする集団の特性を考慮して適切に選択されなければならない．例えば，保健・医療状況の劣悪な地域における保健・医療活動の効果の判定や地域間の比較には，死亡率や平均寿命が健康指標として有効である．しかし，わが国のように長寿化の進んだ国々における健康の国際比較には，単に平均寿命の長短のみの比較では十分でない．疾病や罹患率やQOLなども考慮した比較がなされることが望ましい．

　以下に，主な健康指標の概念，特徴，さらには計算方法などについて説明する．

（1）死亡率

　死亡率とは，ある集団の人口に対する一定期間内の死亡者の割合をいう．人口1000人に対する死亡者数のことを粗死亡率という．年齢あるいは年齢階級別の死亡率を年齢別死亡率，あるいは年齢階層別死亡率という．また，悪性新生物（がん）や心疾患など死亡原因別に算出した死亡率は死因別死亡率といい，人口10万人当たりの死亡者数で表す．

死亡率，特に粗死亡率は，最も簡単に求められる健康指標のように考えられるが，死亡率を求めるには，人口や死亡者数を正確に把握することが必要であり，多くの開発途上国では，そうした数値を得ることすら困難なことが多い．

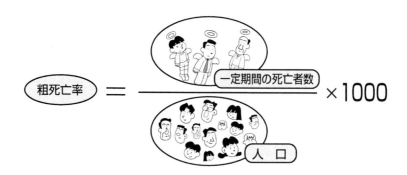

一般に死亡率は年齢によって異なり，新生児や，乳児，高齢者では高く，青少年などの若年層では低い．したがって，死亡率を比較しようとする場合には，集団の年齢階級別に死亡率を示すか，基準となる集団と比較しようとする集団の年齢構成の差を補正した死亡率で示さなければならない．そのような死亡率を年齢調整死亡率あるいは標準化死亡率という（かつて訂正死亡率といわれた）．年齢調整死亡率の算出方法には，直接法と間接法があるが，詳細については省略する．

(2) 50歳以上死亡割合（PMI＝Proportional Mortality Indicator）

全死亡者のうち50歳以上の死亡者の占める割合を50歳以上死亡割合という（図1-3）．この指標は，全死亡者数と50歳以上の死亡者数が分かれば算出できるため，人口統計や死因統計などが完備していない国などで利用価値が高い．国によっては周産期や乳児期，特に新生児期の死亡は，届け出がないこともあり信頼性が低いことがある．

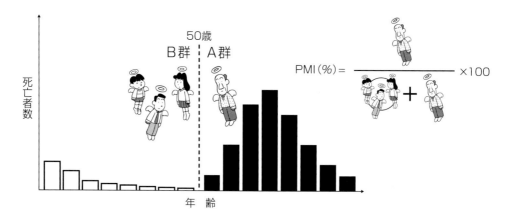

PMI(%)＝(50歳以上の死亡者数(A)／全死亡者数(A)＋(B))×100

図 1-3 50歳以上死亡割合

（3） 平均余命

平均余命とは，ある年齢の人が理論上，さらに何年生きることができるかを示す．特に，0歳児の平均余命のことを平均寿命と呼ぶ．平均寿命は最もよく知られた健康指標の一つであるが，健康水準が高くなった地域における指標としての有用性には疑問がある（図1-4）．

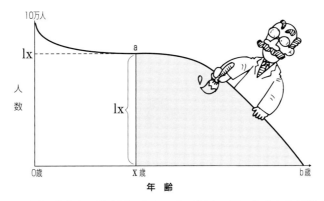

この図は生命表の概念図であり，ある年その年に生まれた10万人の出生集団が，その年の年齢別死亡率が将来も不変であると仮定した場合に，どのような形で減少していくかを示している．平均余命は，下式で表される．

　　　平均余命＝x歳以上の定常人口／x歳の人口（lx）

なお，x歳以上の定常人口はx歳以上の各年齢別人口の総和であり，図のa，x，bで囲まれたアミの部分の面積である．

図 1-4　平均余命

（4） 乳児死亡率，新生児死亡率，早期新生児死亡率

出生数1000に対する生後1週間未満の死亡児の割合を早期新生児死亡率，以下，同様に4週未満を新生児死亡率，1年未満を乳児死亡率という．後述の周産期死亡率とともに，乳児期の死亡率は環境などの影響を敏感に受けるため，これらの健康指標は母子保健水準のみならず，地域の保健・医療水準を検討するためにも有効な指標である．しかし，前述のごとく開発途上国などでは，正確な数値が得られにくいことが問題となる．

（5） 死産率と死産比

年間の出産数（出生と死産の和）1000に対する死産児の数を死産率，年間出生数1000に対する妊婦満12週以降の死亡の数を死産比といい，妊娠期における母体の健康状態や健康管理の状態を表す指標として用いられる．

（6） 周産期死亡率

年間の妊娠満22週（平成7（1995）年以前は28週であった）以降の死産数と早期新生児死亡数の和の出産数1000に対する比をいう．周産期における死亡は，母体の健康状態や妊娠中の健康管理の状態をよく反映するといわれており，母子保健の指標として用いられる．

しかし，前述のごとく，開発途上国などでは，周産期の死亡は届け出されることが少なく，正確な統計値は求め難い．

（7）罹患率と有病率

罹患率は，ある集団において，一定期間内に新たに特定の疾患に罹患した割合を示す．期間の設定は，週や月，年が用いられるが，厚生労働省の「伝染病統計」などでは，1年間の新規発症者数を人口で割り，10万倍した値が使用されている．一方，有病率は，ある時点においてその疾患に罹患している患者数の人口に対する比のことである（図1-5）．

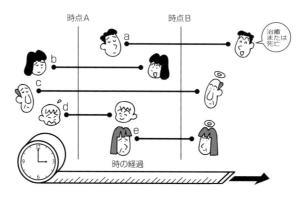

左から右に時が経過し，a，b，c，d，eの患者が線で示すように発生し，一方，治癒や死亡により疾病が解消されたとする．Aという時点における点有病者は，b，c，dであり，時点Bにおける点有病者はa，c，eである．またAとBの間の期間有病者はa，b，c，d，eである．一方，AとBとの期間の罹患者はa，eということになる．

図 1-5 罹患数と有病数

一般に，急性伝染性疾患には流行に季節性があり，有病率より罹患率が用いられることが多い．一方，慢性疾患の場合には，一定期間内で新規に発症する数よりも罹患している患者数が重要であるため，有病率が指標として用いられる．

なお，疾病でなくとも，腰痛や肩こり，胸やけ，胃が重いなどの症状も，健全な生活の障害となり得るのでこれらの実態を把握する必要がある．そのため，厚生労働省の国民生活基礎調査では，世帯員でこれらの自覚症状を有する者の実態を，有訴者率として次式により求めている．

$$有訴者率＝（調査日の有訴者数／世帯人員）×1000$$

（8）受療率

患者調査は，病院や診療所を利用している患者を対象にその傷病状況を明らかにし，医療行政の参考にする目的で実施されており，その指標として受療率が用いられている．受療率には，入院受療率と外来受療率がある．受療率は，次式により求められる．

$$受療率＝（調査日に医療施設で受療した患者数／人口）×100,000$$

(9) 国際疾病障害死因統計分類（ICD＝International Classification of Diseases）

正確な死因や疾病に関するデータを得るためには，定められた基準による疾病分類が必要となる．国際疾病障害死因統計分類（ICD）は，WHOが作成し国際的に統一された疾病や傷害分類で，ほぼ10年ごとに改訂されている．わが国では，平成7（1995）年よりICD-10（アイシーディー・テン）が，28年からICD-10（2013年版）準拠が適用されている．

ICD-10では，疾病や傷害が21の項目に大分類され，さらに，それぞれの項目別に中間分類項目，細分類項目に分けられている．ICD-10の特徴としては，21に大別されていることのほか，①コードの最初の文字に，"U"を除く大文字のアルファベットを使用していること，②3桁の分類項目からなる中間分類項目を構成していること，③細分類項目には4桁のコード番号を使用していること，④コンピュータによる統計処理を考慮した分類になっていることなどがあげられる．ICD-10の21の大分類は表1-3に示したとおりである．

表 1-3 国際疾病障害死因統計分類（ICD-10）の分類体系

疾病大分類	ICD-10
I 感染症および寄生虫症	A00–A99 B00–B99
II 新生物	C00–C97 D00–D48
III 血液および造血器の疾患ならびに免疫機構の障害	D50–D89
IV 内分泌，栄養および代謝疾患	E00–E90
V 精神および行動の障害	F00–F99
VI 神経系の疾患	G00–G99
VII 眼および付属器の疾患	H00–H59
VIII 耳および乳様突起の疾患	H60–H95
IX 循環器系の疾患	I00–I99
X 呼吸器系の疾患	J00–J99
XI 消化器系の疾患	K00–K93
XII 皮膚および皮下組織の疾患	L00–L99
XIII 筋骨格系および結合組織の疾患	M00–M99
XIV 尿路性器系の疾患	N00–N99
XV 妊娠，分娩および産褥	O00–O99
XVI 周産期に発生した病態	P00–P96
XVII 先天奇形，変形および染色体異常	Q00–Q99
XVIII 症状，徴候および異常臨床所見・異常検査所見で他に分類されないもの	R00–R99
XIX 損傷，中毒およびその他の外因の影響	S00–S99 T00–T98
XX 傷病および死亡の外因	V01–V99 W00–W99 X00–X99 Y00–Y98
XXI 健康状態に影響を及ぼす要因および保健サービスの利用	Z00–Z99

以上，国際的あるいは国内で用いられることの多い健康指標について解説したが，その他にも多くの健康指標がある．上述の健康指標も含め，主な健康指標の算出方法について表1-4に示す．

表 1-4　主な健康指標の求め方

(1) 出生率 = $\dfrac{\text{年間出生数}}{\text{人口}} \times 1000$

(2) 粗再生産率 = $\dfrac{\text{母の年齢別出生数}}{\text{年齢別女子人口}}$

(3) 総再生産率 = $\dfrac{\text{母の年齢別女児出生数}}{\text{年齢別女子人口}}$

(4) （粗）死亡率 = $\dfrac{\text{年間死亡数}}{\text{人口}} \times 1000$

(5) 年齢調整死亡率（直接法） = $\dfrac{\sum \text{観察人口の各年齢（年齢階級）の死亡率} \times \text{標準人口のその年齢（年齢階級）の人口}}{\text{標準人口}} \times 1000$

年齢調整死亡率（間接法） = $\dfrac{\sum \text{観察人口の各年齢（年齢階級）の年間死亡数}}{\sum \text{標準人口の各年齢（年齢階級）の死亡率} \times \text{観察人口のその年齢（年齢階級）の人口}} \times \dfrac{\sum \text{標準人口の各年齢（年齢階級）の年間死亡数}}{\text{標準人口}} \times 1000$

(6) 死因別死亡率 = $\dfrac{\text{年間死因別死亡数}}{\text{人口}} \times 100{,}000$

(7) 50歳以上死亡割合 = $\dfrac{\text{年間の50歳以上死亡数}}{\text{年間死亡総数}} \times 100$

(8) 新生児死亡率 = $\dfrac{\text{年間の生後4週未満死亡数}}{\text{年間出生数}} \times 1000$

(9) 乳児死亡率 = $\dfrac{\text{年間の生後1年未満死亡数}}{\text{年間出生数}} \times 1000$

(10) 妊産婦死亡率 = $\dfrac{\text{年間妊産婦死亡数}}{\text{年間出産数（=出生数+死産数）または出生数}} \times 10{,}000\text{または}100{,}000$

(11) （自然・人工）死産率 = $\dfrac{\text{年間（自然・人工）死産数}}{\text{年間出産数}} \times 1000$

(12) 死産比 = $\dfrac{\text{年間死産数}}{\text{出生数}} \times 1000$

(13) 周産期死亡率 = $\dfrac{\text{年間の妊娠満22週以降の死産数+生後1週未満の死亡数（=早期新生児死亡数）}}{\text{年間出産数}} \times 1000$

(14) 罹患率 = $\dfrac{\text{年間届出罹患数}}{\text{人口}} \times 100{,}000$

(15) 有病率 = $\dfrac{\text{調査日における有病者数}}{\text{人口}} \times 100{,}000$

(16) 有訴者率 = $\dfrac{\text{調査日における有訴者数}}{\text{世帯人員数}} \times 1000$（国民生活基礎調査）

(17) 通院者率 = $\dfrac{\text{調査日における通院者数}}{\text{人口}} \times 1000$（国民生活基礎調査）

(18) 受療率 = $\dfrac{\text{調査日における受療者数}}{\text{人口}} \times 100{,}000$（患者調査）

Σ記号は各年齢（年齢階級）の総和を示す．

なお，健康指標として望まれる条件は次のとおりである．

a. 包括的にあるいは限定的であっても，地域の健康問題を反映していること．
b. 健康問題に関連する要因が変化した場合に敏感に反応すること．
c. 指標を算出するためのデータが簡単に得られること．
d. 地域の比較や時代が変わっても比較が可能であること．
e. 再現性なども含め，値の信頼性が高いこと．

1.4 疾病の予防

疾病の予防は，治療と並んで古くから医学の重要な課題であった．生活習慣病などの慢性疾患が増加しているわが国の現状においては，疾病の治療にもまして予防の重要性が大きくなっている．なぜならば，かつて日本では，結核や赤痢などの感染症の罹患や死亡が多かったのに対し，今日では，食習慣，運動不足，休養あるいは喫煙や飲酒などの生活習慣が原因となって生じ，一度罹患すると完全に治癒することが難しい慢性疾患（生活習慣病）が増加しているからである．

なお，疾病を予防するための医学を予防医学というが，現代の医学においては，衛生学，公衆衛生学の中心的テーマであると同時に，臨床医学においても重要性が増大している．また医学の領域は，例えば，内科学を例にあげると循環器内科，消化器内科，診療内科というように細分化される傾向にある（表1-5）．

表 1-5 医学の領域分類の一例

基礎医学：解剖学，生理学，生化学，病理学，薬理学など
社会医学：予防医学（衛生学，公衆衛生学），法医学
臨床医学：内科学，小児科学，精神医学，皮膚科学，外科学，整形外科学，　　　　　　脳外科学，産婦人科学，泌尿器科学，耳鼻科学，眼科学など

疾病の予防の概念は，単に疾病の発生予防に止まらずリハビリテーションに至るすべての領域の活動を含むものとしており，一次予防，二次予防，三次予防に分類されている．

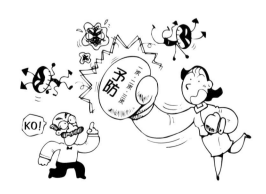

1.4.1 一次予防

一次予防は，疾病が発症することを未然に防止するための諸活動のことで，これをさらに，健康増進と特異的予防とに分けることができる．

健康増進は，健康状態を良好に保つあるいは，健康にとって有害な環境要因を改善することによって疾病の罹患を予防しようとすることである．健康増進に含まれる活動には，以下のような項目が含まれる．

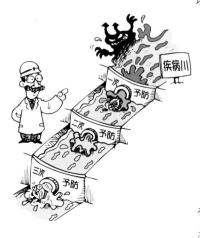

a．食習慣や運動習慣の改善
b．休養や睡眠時間などの生活時間の適正化
c．労働条件や人間関係の改善によるストレスの軽減
d．労働や家事の負担や疲労の軽減
e．住環境や生活環境などの改善
f．a〜e の活動を効果的に展開するための健康教育活動
g．医療保険制度などの社会保障，社会福祉制度の充実

また，特異的予防活動とは，特定の疾患の発症を防止することを目的とした活動のことで，その例としては，次のような活動があげられる．

a．小児麻痺やコレラなどの伝染性疾患に対する予防接種
b．赤痢などの伝染を防止するための消毒
c．水系伝染病の流行を予防するための上水道や下水処理施設の整備
d．食品添加物として使用されていた発がん物質の使用規制
e．仕事で取り扱う有害物質の規制

1.4.2 二次予防

二次予防とは疾病の発症を早期に発見し，治療などの適切な措置を施すことをいう．特に，がんの場合には，自覚症状がないまま疾患が進行することが多いため，定期的な健康診断などにより早期発見，早期治療が重要だといわれている．

わが国では，健康診断を中心とした二次予防，すなわち，早期発見，早期治療による疾病予防策が健康管理活動の中心であった．しかし，平成8（1996）年に厚生労働省は，従来の「成人病」が，「一定年齢になった段階で疾病の早期発見・早期治療を行うことが効果的であるという認識を醸成し，国民の検診に対する受診行動を推進する上で大きな役割を果たしてきた」点では評価できるが，「疾病の予防対策が二次予防中心になり，一次予防の重要さが相対的に軽視されている」との反省に立って，「生活習慣病」という言葉を国民の疾病予防・健康増進対策の中で導入し，一次予防を重視した健康管理活動を推進している．

「成人病」にかわり「生活習慣病」という概念が取り入れられた理由として次のことがあげられる．

a. 成人病は加齢に伴って増加する疾患であり，加齢という現象はやむを得ない（成人病は避けることができない）という認識を醸成してきた．

b. 成人病の発症には生活習慣が深く関与しており，これを改善することにより疾病の発症・進行が予防できるという認識を醸成し，行動に結びつけていく必要がある．

c. 生活習慣に着目した疾病概念を導入することにより，疾病の早期発見・早期治療以上に一次予防が強力に推進されることが期待できる．

d. 成人病は40〜60歳くらいの働き盛りに多い疾患との認識が一般化し，行政的にも若年層への働きかけが少なかった．

e. 成人病などの原因になる生活習慣は，小児期にその基本が養われるといわれており，「生活習慣病」という概念を導入することにより，家庭教育や学校教育などを通じて小児期から生涯を通じての健康教育が推進されることが期待できる．

1.4.3 三次予防

三次予防は，疾患の進行の防止と社会復帰（リハビリテーション）の二つの内容を含む．ただし，治療などによる症状の悪化防止は二次予防に含める考え方もあり，主に三次予防は社会復帰（リハビリテーション）のための諸活動を示すという考え方もある．

症状の進行を防ぐためには，薬や手術などの医学による治療のみではなく，食事や運動などによる治療も含まれる．また，社会復帰（リハビリテーション）には，身体機能の回復を図るための機能訓練といった狭義のリハビリテーションから，広義には社会生活を営むための心理的，精神的準備，社会復帰する人間を支えるための人間関係や施設，設備さらには社会制度の整備などが含まれる．

一次予防，二次予防および三次予防の概念と活動内容を，疾病の自然史との関係で整理したものを図1-6に示す．

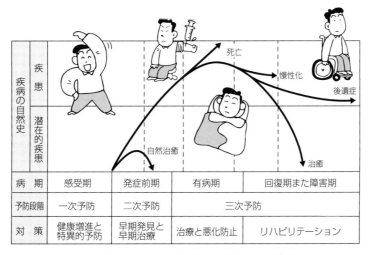

図 1-6 疾病の自然史と疾病予防のための諸活動

1.4.4 感染症の予防

　感染症は，病気を発生させる微生物（病因），環境，宿主の関連によって感染を生ずる（病気がうつる）疾病群のことをいう．したがって，感染症を予防するには，感染の成立3要素（病原体，感染経路，宿主の感受性）に対する対策が必要である（図1-7）．

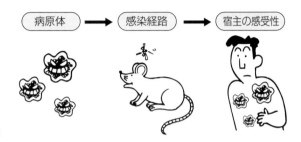

図 1-7　伝染性疾患の感染成立要素

　理論的には，感染を成立させる3要素のうち，いずれか一つの要素を完全に絶てば感染症は予防できるが，実際にはこれら3要素に対する対策が並行して実施される．

(1) 病原体（感染源）対策

　病原体とは，感染症の原因となるウイルスや細菌，寄生虫などのことであり，感染源とは，病原体が宿主に伝播される源となった人や動物，土壌などのことである．

　患者とは病原体に感染し，症状が現れた者のことである．一般に感染症の感染源は患者であることが多いが，症状が現れている期間のみが感染の可能性を有しているとは限らない．例えば，赤痢では症状の有無にかかわらず便中に排菌が続く限り感染源となり得るし，麻疹では潜伏期や初期を除く回復期は感染性を有しない．

　病原体には感染しているが症状は現れていない者を保菌者といい，患者と同じように感染源になり得る．保菌者は，患者に比べて排菌量などは少ないことが多く，その点では感染源となる危険性は低い．しかし，症状がないため，本人も周囲の人も感染源としての認識が少なく予防対策が施されないことが多く，かえって患者よりも感染源としての危険性が大きくなることもあり得る．

　病原体や感染源対策としては，以下の事項があげられる．

a．患者の早期発見と早期治療．
b．感染源動物の駆除，場合によっては感染源である動物の治療．
c．患者の隔離，接客や調理・食品加工業者などの就労禁止など，保菌者や感染経路となり得る人との接触の制限．ただし，患者の人権を侵すおそれが大きいので，強制的隔離や就労制限処置などは慎重に行う必要がある．また，患者に対する偏見や差別を生じさせないよう，保健教育などを徹底する．
d．糞便や土壌などの感染源の消毒．

(2) 感染経路対策

　病原体が感染源から宿主に伝播される経路を感染経路という．感染経路は，皮膚接触感染や性行為感染などのように病原体が直接感染源から宿主に伝播される直接伝播と，水や

空気，動物などを介して伝播される間接伝播がある．なお，胎盤や産道，母乳を介し母から子に感染されることを垂直感染という．表1-6は病原体の伝播様式と，その経路により感染する主な感染症である．

表 1-6 病原体の伝播様式

伝播様式		感染様式と主な疾患
直接伝播	直接接触感染	人との接触：皮膚（らい・白癬），性交（エイズ，B型肝炎） 土壌・水（ワイル病，鉤虫症），創傷感染（破傷風，化膿性病変） 咬傷：イヌ，オオカミ他野生動物（狂犬病），ネズミ（鼠咬症）
	飛沫感染	せき，くしゃみ，会話などの小滴（結核，インフルエンザ，麻しん，感冒）
	垂直感染	母子感染：経胎盤・産道（エイズ，B型肝炎，淋病）
間接伝播	媒介物感染	間接接触：血液（肝炎，エイズ），便所（ポリオ，赤痢） 水系感染：上水道（赤痢），井戸水・河川水（赤痢，A型肝炎，コレラ，大腸菌） 飲食物感染：魚介類（A型肝炎，ジストマ，食中毒），給食（赤痢）
	空気感染	飛沫核感染：飛沫が空中で乾燥して浮遊（ほとんどの経気道感染症） 飛塵感染：汚染されたほこりや土（レジオネラ症，結核，痘そう，オウム病，炭そ）
	媒介動物	機械的感染（動物に付着した微生物の移動）：ゴキブリ，ハエ（食中毒，消化器系伝染病） 昆虫の刺咬による感染：カ，ダニ，ノミ，シラミ（日本脳炎，つつが虫病，腺ペスト，発しんチフス）

感染経路対策としては，以下のような事項がある．

- *a.* 直接伝播の場合には病原巣と接触の機会をなくする，あるいは少なくする．例えば，性行為感染を防ぐには不特定の相手との性行為を避ける，コンドームの使用など．
- *b.* 媒介物感染の場合には，消毒や加熱などによる殺菌処置，上下水道の整備など．
- *c.* 空気感染の場合には，マスクの着用がよく行われる．ただし，一般のガーゼマスクの予防効果については疑問視されている．
- *d.* 媒介動物による感染には，媒介動物の駆除と併せ生息できない環境の整備をする．

（3） 宿主の感受性対策

病原体に感染したからといって必ず発症するとは限らず，宿主が感染症に罹患しやすいかどうかが発症に重要な条件となる．感染症に対する罹患しやすさのことを感受性という．感受性を低くする力を抵抗力といい，特定の病原体に対して，特異的な作用の抗体や細胞による抵抗力を免疫という．

免疫には，生まれながらにして持っている先天免疫と，生まれた後に獲得する獲得（後天）免疫がある．獲得免疫には，疾患に感染することによって獲得される能動免疫と，自分以外の個体が感染して獲得した免疫抗体を受け取ることにより獲得する受動免疫に分け

られる．また，能動免疫，受動免疫ともに，人工的に免疫力を与える人工免疫と，それ以外の自然免疫に分けられる．表1-7に免疫の分類と関係する感染症の例を示した．

表 1-7 免疫の分類

先天免疫		種族抵抗（動物差），人種抵抗（人種差），家族抵抗（家系による差）
獲得（後天）免疫	自然能動免疫	不顕性感染，顕性感染後，マラリア，梅毒は体内存在時のみ免疫を示す
	人工能動免疫	予防接種により成立する免疫．不活化ワクチンは持続期間が短い
	自然受動免疫	乳児免疫，母体の抗体が胎盤，母乳を通じて胎児・乳児に移行 生後3～6カ月まで，麻しん，風しん，ジフテリア，痘そう
	人工受動免疫	免疫血清（狂犬病，破傷風，ジフテリア）や免疫グロブリン（麻しん，B型肝炎）を注射．免疫持続期間は短く，免疫力もそれほど強くない

1.4.5 感染症の予防対策

現在，わが国では感染症の予防として，外来伝染病の予防のための検疫や，国内の流行を予防するための予防接種，消毒，患者発生状況の監視，患者の隔離，保健教育などを行っている．

わが国の感染症対策の重要性は相対的に小さくなってきたかにみえていたが，その状況は大きく変化している．すなわち，それはエボラ出血熱やウェストナイル熱，エイズ（AIDS＝後天性免疫不全症候群）などこれまで知られていなかった新たな感染症（新興感染症）や，結核，マラリヤなど既に克服されたと考えられてきた感染症（再興感染症）が型を変えて再び人類に脅威を与え，新らたな問題として台頭してきたことに因る．

医学・医療の進歩や衛生水準の著しい向上により，多くの感染症が克服されてきたが，平成15（2003）年に東アジアを中心に世界各国でまん延した重症急性呼吸器症候群（SARS）をはじめ，新たな感染症の出現や，昔みられた感染症が近年になって再現するようになったこと，また，国際交流が盛んとなって，海外で感染症にかかったり，海外から病原菌が国内に搬入される確率も高くなり，新たな対応が迫られている．

こうした状況を踏まえ，国内への病原体の侵入を防止するための検疫体制や緊急時における国内感染症対策の強化，ウエストナイル熱や鳥インフルエンザ等の動物由来感染症対策の強化等について定め，総合的な感染症予防対策の推進を図るために平成11（1999）年4月にはそれまでの伝染病予防法，性病予防法，後天性免疫不全症候群の予防に関する法律を廃止し，「感染症の予防及び感染症の患者に対する医療に関する法律」（感染症法）を施行し，感染症の予防と医療に対して総合的に取り組みを始めた．続いて，平成15（2003）年11月には同感染症法を改定し，新たな法律（「改正法」）を誕生させた．

感染症法は，平成11（1999）年に感染症法が最初に施行をみて以来，毎年のように改正を行っている．その主な理由と現行の感染症法の特徴は次の通りである．

（1） 時代背景と対策の基本的な考え方

① 医学や衛生水準の向上により，多くの感染症が克服されてきたが，新たな感染症（新興感染症）の出現や既知の感染症（再興感染症）が見られるようになった．また，グローバル化社会の進展によって国際交流も盛んとなり，感染症対策も国際的な視点からの対応が迫られている．

② 従来は集団の感染症予防に重点を置いていたが，個々の国民の感染症予防と良質かつ適切な医療の積み重ねによる社会全体の感染症予防を推進するという考え方に転換した．

（2） 「事前対応型」行政への転換

従前の感染症が発生してから防疫などの措置を取る事後対応型行政から，普段から感染症の発生や拡大を防止するため，次の①〜③の3つの柱を軸とした，事前対応型行政へと転換した．

① 感染症発生動向調査の法定化．
② 国による基本指針の策定や都道府県による予防計画の策定．
③ エイズや性感染症などを対象に国が施策の総合的な方向性を示す特定感染症予防指針の策定．

（3） 感染症類型と医療体制の構築

感染症を，その感染力や症状の重篤性などから1類から5類感染症に分類するとともに，新型インフルエンザ等感染症，指定感染症，そして新感染症に分類している（表1-8）．

また，各感染症に応じた良質かつ適切な医療を提供するために，厚生労働大臣の指定する特定感染症指定医療機関，都道府県知事が指定する第1種感染症指定医療機関と第2種感染症指定機関を法定化した．

（4） 届出基準

1〜4類，新型インフルエンザ等感染症を診断した医師は，直ちに最寄の保健所長を経由して都道府県知事に届け出を行うこと（ただし，5類感染症の一部疾患は7日以内）．

また，獣医師においても動物が政令で定める感染症に感染していると診断した場合，前記と同様届け出の義務を設けた．

（5） 患者等の人権に配慮した入院の手続き

感染患者が感染症法に基づいて入院する場合，人権に配慮した入院手続き保証のための規定を設けた．

（6） 消毒その他の措置により感染症のまん延防止対策

感染症のまん延を防ぐために感染症の病原体に汚染された場所の消毒，汚染物件の移動の制限，死体の移動の制限，生活用に供される水の使用制限，建物への立ち入り

制限,交通の制限・遮断等の措置を講ずることができるとした.

表 1-8 感染症の種類(感染症法に基づく分類)

令和5('23)年5月現在

感染症名等	性格
[1類感染症] エボラ出血熱,クリミア・コンゴ出血熱,痘そう,南米出血熱,ペスト,マールブルグ病,ラッサ熱	感染力,罹患した場合の重篤性等に基づく総合的な観点からみた危険性が極めて高い感染症.
[2類感染症] 急性灰白髄炎,結核,ジフテリア,重症急性呼吸器症候群(SARS),中東呼吸器症候群(MERS),鳥インフルエンザ(H5N1),鳥インフルエンザ(H7N9)	感染力,罹患した場合の重篤性等に基づく総合的な観点からみた危険性が高い感染症.
[3類感染症] コレラ,細菌性赤痢,腸管出血性大腸菌感染症,腸チフス,パラチフス	感染力,罹患した場合の重篤性等に基づく総合的な観点からみた危険性が高くないが,特定の職業への就業によって感染症の集団発生を起こし得る感染症.
[4類感染症] E型肝炎,A型肝炎,黄熱,Q熱,狂犬病,炭疽,鳥インフルエンザ(鳥インフルエンザ(H5N1)を除く),ボツリヌス症,マラリア,野兎病,その他の感染症(政令で規定)	動物,飲食物等の物件を介して人に感染し,国民の健康に影響を与えるおそれのある感染症(人から人への伝染はない).
[5類感染症] インフルエンザ(鳥インフルエンザおよび新型インフルエンザ等感染症を除く),ウイルス性肝炎(E型肝炎およびA型肝炎を除く),クリプトスポリジウム症,後天性免疫不全症候群,性器クラミジア感染症,梅毒,麻しん,メチシリン耐性黄色ブドウ球菌感染症,その他の感染症(省令で規定)	国が感染症発生動向調査を行い,その結果等に基づいて必要な情報を一般国民や医療関係者に提供・公開していくことによって,発生・拡大を防止すべき感染症.
新型インフルエンザ等感染症 新型インフルエンザ,再興型インフルエンザ,新型コロナウイルス感染症,再興型コロナ感染症	新たに人から人に伝染する能力を有することとなったウイルスを病原体とするインフルエンザ(新型). かつて,世界的規模で流行したインフルエンザであって,その後流行することなく長期間が経過しているものとして厚生労働大臣が定めるものが再興したもの(再興型). 両型ともに,全国的かつ急速なまん延により国民の生命・健康に重大な影響を与えるおそれがあると認められるもの.
指定感染症 政令で1年間に限定して指定された感染症	既知の感染症の中で上記1~3類,新型インフルエンザ等感染症に分類されない感染症で1~3類に準じた対応の必要が生じた感染症.
新感染症 [当初] 都道府県知事が厚生労働大臣の技術的指導・助言を得て個別に応急対応する感染症 [要件指定後] 政令で症状等の要件指定をした後に1類感染症と同様の扱いをする感染症	人から人に伝染すると認められる疾病であって,既知の感染症と症状等が明らかに異なり,その伝染力,罹患した場合の重篤度から判断した危険性が極めて高い感染症.

(7) 動物由来感染症対策

感染症を人に感染させるおそれが高い動物を指定動物として政令で定め,輸入禁止,輸入検疫,輸入届出などの規制を講じた.

(8) 特定病原体等の管理体制の制定

「感染病の病原体及び毒素」を病原体として,1~4種に分類し,所持の輸入,譲渡等の禁止や許可制,届け出制,基準の遵守など規制を講じた.

(9) 国際協力の推進

感染症法の基準理念として「予防及びそのまん延の防止を目的として国及び地方公共団体が講ずる施策は，これらを目的とする対策に関する国際的動向を踏まえつつ，保健医療を取り巻く環境の変化，国際交流の進展等に即応し，新感染症その他の感染症に迅速かつ適確に対応することができるよう，感染症の患者等が置かれている状況を深く認識し，これらの者の人権を尊重しつつ，総合的かつ計画的に推進されることを基本理念とする」（第2条）としている．

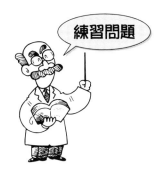
練習問題

1. 健康の概念について述べなさい．
2. 健康状態はどのような要因によって決定されるか説明しなさい．
3. 以下の用語を簡単に説明しなさい．
   - アルマ・アタ宣言
   - 粗死亡率
   - 50歳以上死亡割合
   - 周産期死亡率
   - 平均余命
   - 有病率と罹患率
   - 一次予防
   - 予防医学
   - 感染成立の3要素
   - 感受性と免疫
   - 感染経路

第2章　健康の現状

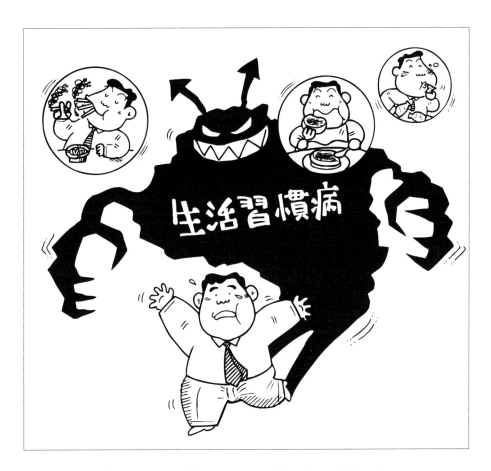

　わが国や外国の健康の現状をいろいろな指標を用いて観察することで，それぞれの国々の健康水準を多角的に把握することができる．健康の現状を把握することは，健康水準の歴史的過程を振り返るだけでなく，将来の保健や医療そして福祉政策を立案するときの基礎となる．特にこのことは，国民の健康の現状に多くの問題を抱える発展途上国においては，健康の改善に向けての目標設定に欠かせないものである．

　集団の健康管理のためには，まず集団の健康水準を把握する．そのためには，適切な指標を用いなければならない．しかし，すべての健康水準を包括するような指標は未だ考案されておらず，いくつかの指標を組み合わせて多角的に検討することになる．第1章で述べたように，種々の健康指標が考案されている．

　本章では，いろいろな健康指標に基づいて，過去そして現在をみつめ，未来を展望し，さらには国際比較から，わが国の健康の問題点や課題について考える．

2.1 余命と寿命

2.1.1 平均余命の歴史

平均余命を示す記号は$\overset{\circ}{e}_x$である．日本語では通称「イーマル・エックス」と呼ぶ．平均寿命とは0歳の時の平均余命である．平均余命は人口集団の年齢構成の影響を受けないので，健康の総合指標として古くから用いられている．平均余命は生命表から計算される．

生命表はハリー彗星の発見（1705年）で名高いハリー（1656〜1742年）が，ブレスロウ市の1687〜1691年の住民データを基に作成したのがはじまりといわれている．当時の1歳平均余命は33.5年であった．女性の平均寿命が10年台であった時代は17世紀まで続き，後半に至って20年を超えたといわれる．18世紀末には30年台，19世紀初頭に40年台，19世紀末に50年台となった．20世紀初頭の最長寿国はニュージーランドで，1901〜1905年の平均寿命は男58.09年，女60.55年であった．第2次世界大戦後に先進国では女性の寿命が70年を超え，長寿時代を迎えることになった．

2.1.2 平均寿命の現状

わが国では，明治35（1902）年に明治24（1891）〜31（1898）年のデータに基づいて第1回生命表が作成され，以後ほぼ5年ごとに，国勢調査による正確な人口データに基づき，「完全生命表」として報告され，現在までに「第22回生命表」（平成29（2017）年）として発表されている．5年ごとの国勢調査の中間年次は，「簡易生命表」として推計値が報告されている．

明治35年当時の平均寿命からみた日本人の健康の実態は，先進諸国に比べて劣っていて，精度は低いものの，この頃の平均寿命はおそらく30年余りと推定されている．戦前（昭和10・11（1935・1936）年）には平均寿命は男46.92年，女49.63年となり，戦後の昭和22（1947）年には50歳代となったが，スウェーデンではすでに19世紀末にこの水準に到達しており，半世紀の遅れがあった．その後，平均寿命の延びは急速となり，平成27（2015）年「簡易生命表」による平均寿命は男80.79年，女87.05年となった．

わが国では，わずか四半世紀の間に平均寿命は西欧諸国に追いつき，追い越して，男女とも世界でも有数の長寿国の一つとなった．人類が求めていた長寿を得た現在，単に生を永らえるだけではなく，高いQOL（quality of life）を維持できる保健・医療・福祉制度の確立が望まれる．

日本人の平均寿命が著しく延びた原因を死亡率からみると，①乳児期における死亡率の低下，②結核などの感染症の克服，③高齢者の脳血管疾患死亡率の低下，の三つである．この中でも，とりわけわが国は保健所を核とした地域の母子保健活動を積極的に推し進めてきた．その結果，今日の乳児死亡率の低下をもたらし，平均寿命の延びに大きく寄与し，

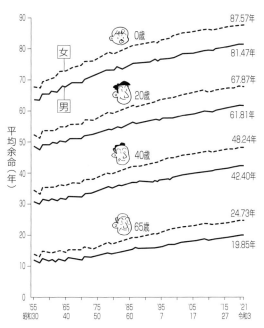

資料　厚生労働省「簡易生命表」,「完全生命表」,「国民衛生の動向'23／'24」より.

図 2-1　日本における平均余命の年次推移

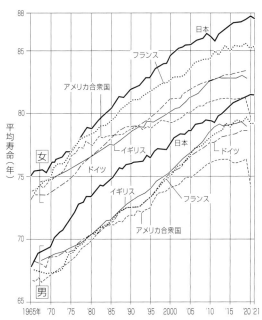

注　1990年以前のドイツは旧西ドイツの数値である.

資料　UN "Demographic Yearbook" など.
「国民衛生の動向'23／'24」より.

図 2-2　諸外国の平均寿命の比較

その結果は国際的にも高く評価されている．さらに，死亡率の低下には，栄養の改善，上下水道，住居などの環境整備の充実，教育レベルの向上なども寄与している．

人の平均寿命がどの程度まで延びるかについては諸説あるが，フリーズ（1980年）によれば85年が限界値であるといわれている．多くの推計学者の指摘も生物学的には80年台前半あたりが限界値とする説が多い．人はなぜ老い，どのように寿命がプログラムされるのか？　という問いに対する答えは簡単には得られないが，最近の研究成果からは，細胞の分裂可能回数がその動物の寿命に関連するとする説や，あるいは活性酸素に対する耐性の差が関与するのではとする説など，諸説があるが未だ明らかではない．

2.1.3　健康寿命

人類が求めていた長寿を獲得した近代国家では，寿命の延長によって高齢者が増加し，認知症の患者や介護を必要とする者が増加し，医療や介護に対する社会負担が増大している．また個々の国民においても高いQOLを達成するために健康で永らえることが重要となる．

平成16（2004）年WHOは健康寿命という言葉を公表した．健康寿命とは「健康で自立

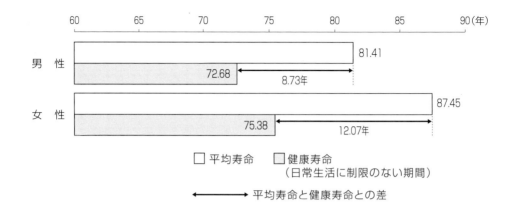

図 2-3 令和元年における平均寿命と健康寿命の差

して生活ができる期間」で,「平均寿命から自立して生活できない期間」を差し引いた年数である（図2-3）.

平成28（2016）年WHOの報告によると，日本人の健康寿命は世界で最も長く男72.5年，女77.2年であり，また，厚生労働省の報告では令和元年（2019）年の健康寿命は男72.68年，女75.38年で，両者の違いは健康寿命の求め方の相違による．

2.2 死　因

2.2.1 進む人口の高齢化

どのような病気で死亡するか－死因構造－はその背景に人口の高齢化が強く影響している．そこで，はじめにわが国の人口の構造とその動きをマクロ的視野から観察する．

わが国は戦前までの人口は，開発途上国にみられる多産多死（高い出生率と高い死亡率）から，戦後急速に少産少死（低い出生率と低い死亡率）の先進諸国並みのパターンに移行した．この多産多死から少産少死へのトレンドを人口学では「人口転換」と呼ぶ．

死亡率は低下し易い反面，出生率は低下しにくく，その差が人口の自然増加となる．先進諸国はこの人口転換を1～2世紀かけて徐々に行って，現在の低出生状態に至っている．ところが，多くの開発途上国（特に中国とインド）ではこの人口転換の途上にあり，死亡率が低下したものの高出生率の持続による爆発的人口増加に悩んでいる．

わが国は例外的に短期間で人口転換を果たしたが，一方で，急激な低出生率は相対的に65歳以上の老年人口を増やすことになり，高齢化社会の到来を著しく加速する結果となった．

わが国の人口構造については5年ごとの国勢調査で知ることができる．わが国は，2025年には老人が3.6人に1人（27.4％）を占める高齢化社会を迎えようとしている．つまり，

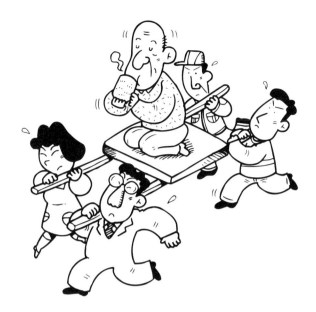

老年人口割合（65歳以上人口の割合）が7％を超えると高齢化社会の入り口といわれるが，最近では29.0％（令和4（2022）年）に達している．

わが国の人口の高齢化の特徴の一つに，老年人口が7％から現在に至るまでの時間の早さがあり，これは西欧諸国の約3倍のスピードである．老人を支える社会体制の整備が緊急な課題となっている．

2.2.2 死亡状況からみる日本人の健康状態
（1） 粗死亡率と年齢調整死亡率

わが国の死亡の実態は人口動態統計によって把握される．医師によって書かれた死亡診断書（死体検案書）は市区町村の窓口に提出される．戸籍法によって出生届は14日以内に，死亡届は7日以内に届け出なければならない．死亡届が7日と届け出までの期間が短いのは，犯罪のおそれなどが危惧されるためといわれている．

その後，死亡届は保健所で集計されたのち，厚生労働省統計情報部に集められる．統計情報部で国際疾病分類に基づき原死因をコード化した後，分類集計され，人口動態統計として毎年公表されている．

死亡率には粗死亡率と年齢調整死亡率の二つがある．一般に死亡率といえば粗死亡率のことを示す．

死亡率の年次推移をみると，昭和25（1950）年には男11.4，女10.3（人口千対）で，その後さらに低下し，昭和50年代半ばに最も低下し，それは西欧諸国に比べても低かった．その後，わが国の高齢化を背景に死亡率はわずかに増加傾向を示し，令和4（2022）年には男13.5，女12.3となっている（図2-4）．

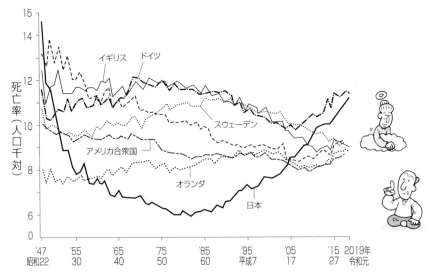

注　ドイツの1985年までは旧西ドイツの数値である．アメリカ合衆国，フランスの'99の数値と日本を除く2000年の数値は暫定値である．

資料　厚生労働省「人口動態統計」
WHO "World Health Statistics Annual 1996"
UN "Demographic Yearbook 1998"
"Recent demographic developments in Europe 2000"
「国民衛生の動向'21／'22」より．

図 2-4　死亡率（人口千対）の年次推移－国際比較－

次に，各死因別の年次推移についてみることにする（図2-5）．

(2) 主な死因順位

死亡統計を観察する際に，その数値が死亡数なのか，粗死亡率なのか，年齢調整死亡率なのかによって解釈が異なる場合があるので注意が必要である．

主要死因の推移を年齢調整して眺めた死亡率では粗死亡率とはだいぶ異なった傾向がみえてくる．つまり，粗死亡率では明らかに増加している死因でも，年齢調整すると横ばいか減少傾向にあるものは，高齢化の影響が強い死因であることが推測される．

昭和20年代後半までは，感染症（特に結核が大きな原因であった）が国民の死亡の1位を占めていたが，その後激減し，感染症の時代からいわゆる三大成人病と呼ばれる悪性新生物，心疾患，脳血管疾患がほぼ6割を占める時代になり，四半世紀の間に大きく疾病構造が変化した．

昭和25（1950）年頃に脳血管疾患が死因の第1位であったが，昭和55（1980）年頃に悪性新生物が第1位に入れ替わり，心疾患は昭和60（1985）年頃に脳血管疾患に代わって第2位になった．

令和4年（2022）年の主要死因の死亡数の順位は第1位：悪性新生物（24.6％），第2

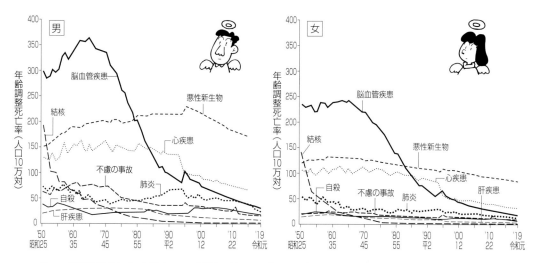

注　年齢調整死亡率の基準人口は，「昭和60年モデル人口」である．
　　「肺炎」←「肺炎および気管支炎」（分類変更）
　　「不慮の事故」←「不慮の事故および有害作用」（名称変更のみ）
　　「肝疾患」←「慢性肝疾患および肝硬変」（分類変更）
　　平成6年までの死亡数は旧分類によるものである．
資料　厚生労働省「人口動態統計」　「国民衛生の動向'21／'22」より．

図 2-5　性別・主要死因別にみた年齢調整死亡率（人口10万対）の年次推移

位：心疾患（14.8％），第3位：老衰（11.4％），第4位：脳血管疾患（6.8％），第5位：肺炎および気管支炎（4.7％），以下誤嚥性肺炎（3.6％），不慮の事故（2.0％）の順となっている．

① **悪性新生物**（がん）

悪性新生物（悪性の新生物には癌（がん）や肉腫があるが，代表的なものががんである）による死亡者数は令和4（2022）年は38万5787人であった．死亡率は316.1（人口10万対）で，年々増加する傾向にあるが，年齢調整死亡率では男女とも緩やかに低下する傾向にある．つまり，がんの死亡数が多くなったのは，高齢者の割合が増えたことが原因といえる．平成16（2004）年度から「第3次対がん10か年総合戦略」に基づくがん対策が行われてきた．平成26（2014）年からの10か年については，「がん対策推進基本計画」に基づいて「がん研究10か年戦略」を定め，がん研究の総合的かつ計画的な推進に取り組んでいる．

悪性新生物の部位別の死亡順位は平成24（2012）年は男では，(1)気管・気管支・肺臓（以下肺がんと略す），(2)大腸がん，(3)胃がん，(4)膵臓がん，(5)肝臓がんの順で，女では，(1)大腸がん，(2)肺がん，(3)膵臓がん，(4)乳がん，(5)胃がんである（図2-6）．

ほとんどの悪性新生物が増加から横ばい傾向にあるが，一方，減少傾向にあるものは，男女ともに胃がんで，さらに女では，子宮（頸）がん，食道がんがあげられる．

胃がん　胃の悪性新生物による死亡数は令和4（2022）年には，男2万6456人，女1万

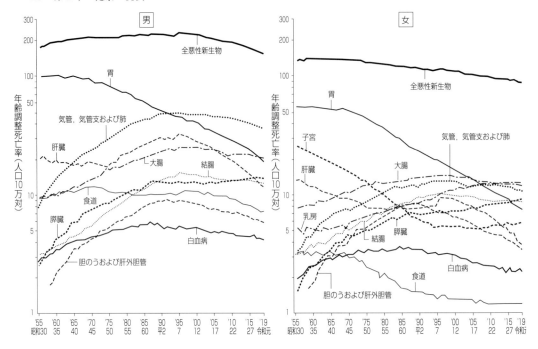

注　年齢調整死亡率の基準人口は，「昭和60年モデル人口」である．
　　大腸は，結腸と直腸S状結腸移行部および直腸を示す．ただし，昭和40（1965）年までは直腸肛門部を含む．結腸は大腸の再掲である．肝は肝および肝内胆管である．
資料　厚生労働省「人口動態統計」．「国民衛生の動向'21／'22」より．

図 2-6　悪性新生物の年齢調整死亡率（人口10万対）の年次推移

4255人であった．年齢調整死亡率でみると，男女とも昭和40（1965）年代から大きく低下している．その背景に日本人のライフスタイル（食生活を含めた）の変化や，消化器検診の普及，あるいは医療水準の進歩に伴う治療成績の向上などが寄与しているものと考えられる．わが国の胃がんの発生の危険因子（リスク・ファクター）の一つに，塩分の過剰摂取が指摘されている．

肺がん　肺がんによる死亡者の数は，男女とも年々増加傾向にある．男性ではがん死亡の第1位である．令和4（2022）年の死亡数は男5万3750人，女2万2914人であり，これががんによる死亡者全体の男24.1％，女14.1％の割合であった．

この急増の理由として，欧米諸国に比べて著しく高い男性の喫煙者率（令和元年で27.1％）が指摘されている．また，男性が女性に比べて肺がんによる死亡率が高いことも同じ理由によるものといわれる（わが国の女性の喫煙者率は7.6％である．欧米では男性の喫煙者率は20％台である）．

なお，現在喫煙者率が減少しているにもかかわらず，肺がんによる死亡数が増加傾向にあるのは過去の喫煙の影響によるものと推測されている．

大腸がん　大腸がんによる死亡数は男女とも，昭和30（1955）年代より増加したが，近

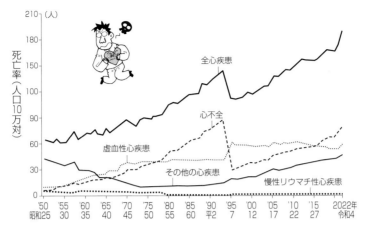

資料　厚生労働省「人口動態統計」．「国民衛生の動向'21／'22」より．

図 2-7　心疾患（粗）死亡率（人口10万対）の年次推移

年は横ばいとなり，令和4年では男2万8098人，女2万4990人であった．その背景に欧米型の高脂肪で低繊維成分の食事が増加したことがあげられている．脂肪の摂取が増えると胆汁酸が増え，大腸の細胞膜を傷つけるといわれ，また，高繊維食は大腸の掃除人の役割をするといわれる．

　したがって，大腸がんの予防には，一般として低脂肪で，食物繊維に富む食事で，緑黄色野菜を多くとり，便秘を避けるよう心がけることである．

　乳がん　乳がんによる死亡率は，昭和40（1965）年頃より上昇している．令和4年の死亡数は1万5911人であった．死亡者の増加の背景に食生活の変化，特に栄養の過多や脂肪摂取の増大が指摘されている．ところが，わが国は増加傾向にあるとはいえ，欧米に比べれば未だ低率である．

② **心疾患**

　令和4（2022）年の心疾患による死亡数は23万2879人で，全死亡数の14.8%を占める．特に平成7年以降の心疾患の死亡動向には注意深く観察する必要がある．心疾患死亡には，虚血性心疾患，慢性リウマチ性心疾患，肺循環およびその他の型の心疾患（ほとんど心不全）などが含まれる．心疾患死亡の約6割は心不全によるものであった．虚血性心疾患による死亡率はほぼ横ばいであり，年齢調整死亡率ではむしろ減少していた．したがって，心疾患による死亡者の増加原因は心不全による死亡者の増加によるものであった．しかし，「心不全」を生ずる原因には多くの要因が影響するために，死因統計に用いる死因としては問題があることが指摘されてきた．

　平成7年の心疾患死亡者数は13万9206人，その前年の平成6（1994）年の死亡数は15万9579人であった．大幅に減少している印象を受けるが，この原因の一つには，死因として「心不全」の記載を避けるよう医師に指導がなされたためである．さらに，平成7年には

第10回修正国際疾病障害死因統計分類（ICD-10）の適用による死因分類ルールの変更があり，この両者が「心不全」の動向に影響を及ぼした結果である．つまり，平成7（1995）年には脳血管疾患と心疾患の逆転が起こったのは，これらのルール変更などの人為的な原因によるものと考えられている．

心疾患を起こす主なリスク・ファクターは高血圧，脂質異常症，喫煙などがあげられる．その他，加齢，高血糖，タイプA行動人間（競争心が強く攻撃型などの行動特性），家族歴，肥満，ストレスなどである．

③ 脳血管疾患

脳血管疾患（脳卒中）の死亡数は令和4年で10万7473人であった．その内訳は脳梗塞が最も多く，ついで脳内出血，くも膜下出血の順である．かつては脳内出血が著しく多く，粗死亡率は昭和55（1980）年頃まで上昇傾向にあったが，以後徐々に減る傾向にある．減少の原因は，降圧剤や減塩による高血圧の管理が普及したためと考えられている．

脳卒中死亡率は昭和40（1965）年頃を境に急激に減少した．その理由として，①脳卒中発症率の低下，②診断治療技術の向上，③発症率は不変であるが致命率が改善，などが考えられている．その中でも①の「発症率の低下」が最も寄与しているといわれている．

脳卒中による入院患者は約12％（平成26（2014）年）を占め，老年期認知症の2/3は脳血管性の障害が原因であるため，寝たきりの原因の1位となっている．脳卒中は減少傾向にはあるが，発症予防は医療費の抑制のためにも重要である．

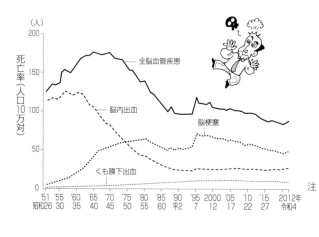

注　全脳血管疾患は，脳内出血と脳梗塞とその他の脳血管疾患の合計である．くも膜下出血は，その他の脳血管疾患の再掲である．

資料　厚生労働省「人口動態統計」．「国民衛生の動向'23／'24」より．

図 2-8　脳血管疾患（粗）死亡率（人口10万対）の年次推移

④ 不慮の事故

令和4（2022）年の不慮の事故による死亡数は，3万8195人で死因の第7位となっており，全死亡者数の2.8％を占めている．不慮の事故では「転倒・転落・墜落」4万3357人による死亡者が最も多く26.5％を占めている．わが国では，かつて1～4歳においては溺

死および溺水による死亡が最も多かったが，最近では交通事故と，溺死および溺水とほぼ同じ死亡数になっている．それでも，わが国は国際的に比較しても溺死および溺水による死亡者が多いのが特徴である．

⑤ 老衰死亡

わが国では高齢化が急速に進展しており，高齢者死亡の割合が増えているにもかかわらず老衰による死亡は激減している．その理由は「心不全」と同じく「老衰」は死亡の原因となる基礎疾患が不明確なため，医師に記載を避けるような指導が行われているからである．

2.2.3 母子保健の現状

(1) 乳児死亡率

乳・幼児期の健康は環境や母体の健康状態に大きな影響を受けるため，乳児死亡率は母子の健康水準の指標として用いられる．

乳児死亡率は明治33（1900）年頃は出生1000対170位であったが，その後低下して，昭和15（1940）年には100以下となり，昭和25（1950）年60.1，昭和35（1960）年30.7，昭和45（1970）年13.1，昭和55（1980）年7.5，平成26年には2.1と減少し，世界的にも有数な定率国である（図2-9）．

乳児死亡率の低下は母子保健行政の確立によるところが大きい．特に画期的なことは，保健所法が昭和12（1937）年に制定され，保健指導の中核として保健所が各地域に設置されたことである．

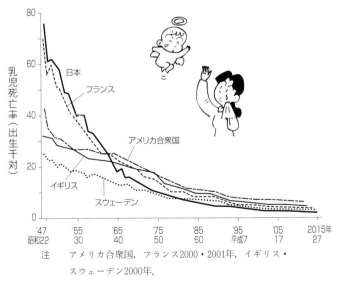

図 2-9 乳児死亡率の国際比較

さらに，昭和9（1934）年に皇太子（現天皇）の誕生を記念して，恩賜財団母子愛育会が設置され，母子衛生地域組織として「愛育村事業」が行われ，わが国の農村における母子保健の改善に大きく貢献した．当時既に，出産時の対策だけでなく，「周産期」の重要性に気付き，対策としても取り入れる先見性があったことは特筆されてよい．

戦後はGHQにより，母子保健行政が進められ，その後，母子保健法（昭和40（1965）年），児童福祉法（昭和52（1977）年）など，法律が着々と整備され，乳児死亡は戦前と比較にならないほど低下し，わが国は世界的にみても最も乳児死亡率が低い．

（2） 周産期死亡率

この指標がWHOにより提唱された背景に，出生直後の死亡が死産として扱われる可能性が指摘されたため，出産をめぐる死亡の総合指標として推奨されたものである（p.7参照）．もし，死産の混入が行われているとすると，乳児死亡率は見かけ上低下する（一方で死産が増加する）．かつて，わが国は早期新生児死亡率に比べ，妊娠28週以降の死産比が高いとされてきたが，最近はこの特徴は著明ではなくなっている．

2.3　傷病の現状

傷病の状況は，死亡原因から推定することができる．しかし，かぜや高血圧などと直接の死因となりにくい病気は，死因と病気の罹患者条件とは必ずしも一致しないことが多い．ここでは国民生活基礎調査と患者調査からみた国民の健康状態について述べる．

2.3.1　国民生活基礎調査

国民生活基礎調査は3年に1回実施され，調査対象地区は，国勢調査の調査区から無作為に抽出される．世帯員が健康カレンダーに記入し，調査員が訪問・確認する．有病率を示すための指標として有訴者率，通院者率などが求められる．令和元（2019）年国民生活基礎調査によれば，有訴者率（有訴者：病気やけがで自覚症状のある者，施設への入所者は除く）は人口千人当たり全国で302.5（図2-10）で，65歳以上では2人にほぼ1人が有

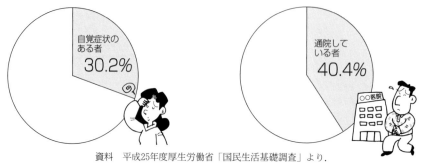

資料　平成25年度厚生労働省「国民生活基礎調査」より．

図 2-10　有訴者の状況──3〜4人に1人がなんらかの症状がある

図 2-11　通院者の状況──3人に1人が通院者である

訴者である．通院者率は人口千人当たり404.0である（図2-11）．

入院者を除く6歳以上の者で，自分の健康を「よいと思っている」は39.6％，「ふつう」46.5％，「あまりよくない」10.9％，「よくない」1.7％となっている（図2-12）．また，男女別で比較すると自分の健康状態を「よいと思っている」者は，男41.1％，女38.1％となっている．

日常生活での悩みやストレスの有無を12歳以上の者（入院者は除く）では，「ある」が47.9％，「ない」が50.6％となっている（図2-13）．性別にみると，「ある」が男43.0％，女52.4％で女が高くなっている．

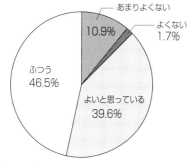
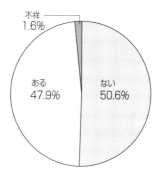

図2-12 健康状態（6歳以上，令和元年（'19））　図2-13 悩みやストレスの有無
（12歳以上，令和元年（'19））

2.3.2 患者調査

患者調査は3年に1回，医療施設（病院，診療所，歯科診療所）からの層化無作為抽出法（病院は二次医療圏，診療所は都道府県単位とする）によって求められる．受療率，平均在院日数などが分かる．昭和40（1966）年以降の入院受療率の年次推移を総数でみると，

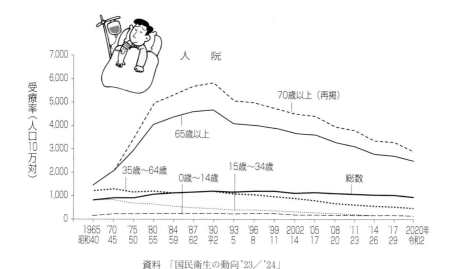

図2-14 入院受療率の年次推移

平成2（1990）年の1214（人口10万対）まで上昇し，その後低下する傾向にある（図2-14）．

令和2（2020）年の外来受療率は総数で5,658（人口10万対）で，人口の5.7％の人が外来を受診したことを示している（図2-15）．

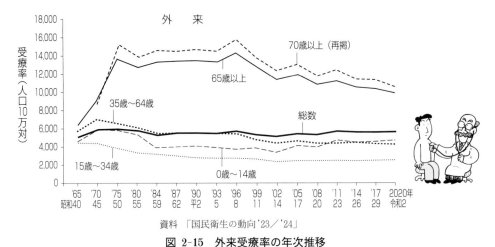

図 2-15　外来受療率の年次推移

令和2（2020）年の受療率を性・年齢階級別で比較すると，入院では，男は5～9歳の79で最も低く，90歳以上の6,706が最も高い．一方，女では10～14歳が最も低く，90歳以上が最も高い（図2-16）．

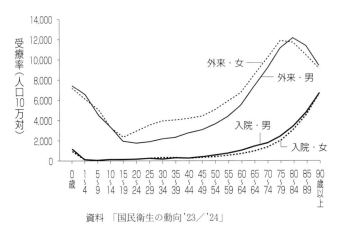

図 2-16　性・年齢階級別にみた受療率－入院，外来－（人口10万対）

2.4　生活習慣病

脳卒中，がん，あるいは心臓病などは40～60歳の人に多い疾患で，40歳を超える頃から死亡率が高くなることから，成人病といわれていた．ところが，これらの病気が年齢とのかかわりよりも，食事や運動あるいは喫煙，飲酒などの生活習慣と密接に関連することから，成人病改め，生活習慣病といわれるようになったことは，前章でも述べた．

生活習慣病は「食習慣，運動習慣，休養，飲酒等の生活習慣がその発症・進行に関与す

る疾患群」と定義され，生活習慣の改善による発症予防を推進する方針がわが国の健康対策として立てられた．

2.4.1 生活習慣病の現状

現在の疾病全体に占める生活習慣病の割合は，死亡原因では60%，医療費では30%を占めている．

表2-1は，令和2年の患者調査による医療機関を受診している疾患別の総患者数（検査時点で継続して治療を受けている者）と，これらの疾患に要する医科医療費の年間費用とその相対比（%）を表したものである．

表 2-1 主な生活習慣病総患者数と医科医療費及びそれぞれの割合 (%)

疾患名	患者数	総患者数に対する割合	医科医療費	総医科医療費に対する割合
高血圧性疾患	1511万人	51.5%	1兆6919億円	17.8%
糖尿病	579万人	19.7%	1兆1833億円	12.5%
心疾患	306万人	10.4%	6735億円	7.1%
脳血管疾患	174万人	5.9%	1兆8098億円	19.1%
悪性新生物	366万人	12.5%	4兆1252億円	43.5

糖尿病は，発症要因の多くは運動や食事などの生活習慣が原因となって発症する．糖尿病が原因で死亡する割合は全死亡の1.2%ほどであるが，脳卒中や心疾患などの発症原因となる．同じことは食べ過ぎや運動不足が原因となって生ずる肥満（症）についてもいえる．肥満はさまざまな病気を発症する直接，間接的な発症原因となる．個々の生活習慣病の程度は軽くても，複合して動脈硬化を促進して生活習慣病を引き起こす（図2-17）．これらを予防する対策として，小児期から適切な生活習慣を心掛けることが重要である．

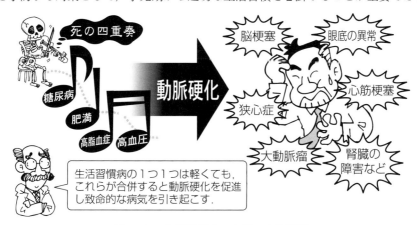

図 2-17 生活習慣病の合併による影響

2.4.2 生活習慣病対策

生活習慣病の予防は健康のためだけではなく，QOLの維持・向上や医療費の削減のためにも重要である．

そのために，国は平成20（2008）年度に始まった医療費制度改革において，具体的な取り組みとして，医療保険者に40〜74歳の被保険者・被扶養者に対する生活習慣病予防に着目した特定健康診査・特定保健指導の実施が義務付けられた（図2-18）．特定健康診査は特にメタボリックシンドローム（内臓脂肪症候群）に重点を置いた健診であり，血圧，血糖，脂質などに関する健康診査の結果から生活習慣の改善が必要なものに対して，医師などが生活習慣を改善するための指導（特定保健指導）をおこなうことで，生活習慣病を予防することを目的としている．

特定健康診査

特定健康診査は，メタボリックシンドローム（内臓脂肪症候群）に着目した健診で，以下の項目を実施する．

基本的な項目	○質問票（服薬歴，喫煙歴等）　○身体計測（身長，体重，BMI，腹囲） ○血圧測定　○理学的検査（身体診察）　○検尿（尿糖，尿蛋白） ○血液検査 ・脂質検査（中性脂肪，HDLコレステロール，LDLコレステロール，中性脂肪が400mg/dL以上または食後採血の場合，LDLコレステロールに代えてNon-HDLコレステロールの測定でも可） ・血糖検査（空腹時血糖またはHbA1c，やむを得ない場合は随時血糖） ・肝機能検査（GOT，GPT，γ-GTP）
詳細な検診の項目	※一定の基準の下，医師が必要と認めた場合に実施 ○心電図　○眼底検査　○貧血検査（赤血球，血色素量，ヘマトクリット値） ○血清クレアチニン検査

特定保健指導

特定健康診査の結果から，生活習慣病の発症リスクが高く，生活習慣の改善による生活習慣病の予防効果が多く期待できる者に対して，生活習慣を見直すサポートをする．

特定保健指導には，リスクの程度に応じて，動機付け支援と積極的支援がある（よりリスクが高い者が積極的支援）．

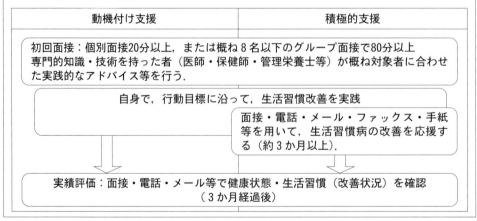

資料　「国民衛生の動向'23／'24」

図 2-18　特定健康診査・特定保健指導の概要

2.5 健康水準の国際比較

2.5.1 悪性新生物

日本では欧米諸国に比べ，男女とも死亡率で比較すると胃がんと肺がんが高く，女性の乳がんは低い（表2-2）．悪性新生物は環境要因が発症原因の70〜90％を占めるといわれており，喫煙や食生活などのリスク・ファクターを避ける努力が望まれる．

表 2-2 部位別にみた悪性新生物の年齢調整死亡率の国際比較 (％)

	胃	肺	乳房
日本（2019年）	9.9	17.2	10.0
アメリカ（2016年）	2.1	26.2	14.5
イギリス（2016年）	3.3	26.6	17.3

2.5.2 心疾患死亡

心疾患は，欧米諸国では死因順位の第1位を占める国が多い．その内訳では，日本人の「その他の心疾患（特に心不全）」が多いのに比べて，欧米諸国では虚血性心疾患による死亡が最も多い．わが国の虚血性心疾患死亡率が欧米に比べて低いのは，前述の死因の記載慣習による問題だけでなく，発生率そのものが低い．その原因の一つとして，日本人の血清総コレステロールの値が低いことがあげられている．

表 2-3 心疾患の死亡率（人口10万対）の国際比較

	日本(2019)	アメリカ合衆国(2016)	フランス(2016)	イギリス(2016)
男				
心　　疾　　患	158.8	197.6	139.9	163.2
慢性リウマチ性心疾患	1.3	0.8	1.4	1.0
虚　血　性　心　疾　患	65.8	132.1	63.3	124.5
肺性心疾患及び肺循環疾患，その他の型の心疾患[1]	91.0	14.7	77.6	37.7
女				
心　　疾　　患	169.7	165.5	138.6	126.5
慢性リウマチ性心疾患	2.4	1.4	2.0	1.9
虚　血　性　心　疾　患	43.7	93.4	41.0	77.5
肺性心疾患及び肺循環疾患，その他の型の心疾患[1]	122.2	70.6	104.1	47.1

資料　厚生労働省「人口動態統計」
　　　WHO "Health statistics and health information systems「Mortality Database」"
注　1）日本は，「肺塞栓症」「その他の肺血管の疾患」を含まない．

2.5.3 脳血管疾患

脳血管疾患による死亡率は，かつての日本では非常に高率であったが，近年は欧米諸国とほとんど差がなくなっている．また，わが国は脳卒中の死亡率が高い反面，虚血性心疾患による死亡率が低いことが特徴であり，いまもその傾向を残している．

表 2-4 脳血管疾患の粗死亡率・年齢調整死亡率（人口10万対）の国際比較

	粗死亡率	年齢調整死亡率
日　　　　　　本（'19）	86.1	20.9
カ　　ナ　　ダ（'17）	37.8	15.4
ア メ リ カ 合 衆 国（'16）	44.0	21.2
フ　ラ　ン　ス（'16）	48.4	15.6
ド　　イ　　ツ（'17）	67.0	20.8
イ　タ　リ　ア（'16）	93.9	26.1
オ　ラ　ン　ダ（'17）	53.7	20.6
ス ウ ェ ー デ ン（'17）	57.0	19.5
イ　ギ　リ　ス（'16）	57.5	22.1
オ ー ス ト ラ リ ア（'17）	41.4	17.8
ニ ュ ー ジ ー ラ ン ド（'15）	53.7	25.7

資料　厚生労働省「人口動態統計」
　　　WHO Global Health Observatory Deta Repository Mortality and burden of desease Disease and injuy country estimates

注　1）年齢調整死亡率と併記したので粗死亡率と表したが，単に死亡率といっているものである．
　　2）年齢調整死亡率の基準人口は世界標準人口による．日本も同様である．

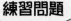
練習問題

1. 戦後，日本人の平均寿命が延びた理由について述べなさい．
2. わが国の三大死因の動向について述べなさい．
3. 国民生活基礎調査と患者調査について述べなさい．

第3章　健康増進の施策

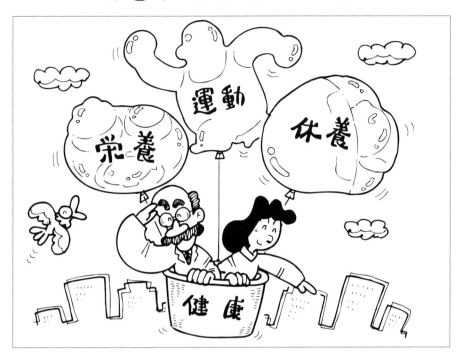

　20世紀におけるわが国の健康対策は，大まかに三つの時代に分けることができる．まず第2次世界大戦前で，時の政府は富国強兵策を取り入れていたため，国民の健康，体力問題は武器・弾薬と同じように兵力の一つとして扱われていた．労働力即戦力ともなる男子があらゆる面で優位に置かれ，身体検査も徴兵検査の一環として扱われた時代でもあった．学校の授業の一教科である体育もかつては鍛錬科といわれ，軍事教錬が中心となって行われた．

　続いて，第2次世界大戦後の日本は，敗戦によって国民は意気消沈し，物資は窮乏し，大変な食糧難に陥っていた．当時の多くの国民は食べたくとも食べる物がなく，空腹を抱えての毎日で，栄養失調者が溢れていた．上・下水道や住宅などの生活環境や保健衛生対策なども未整備の状況下で，伝染病による死亡者が多数を占め，国はこれらの対策に追われた．

　そして，現在の「今」であるが，その「今」は本書でも繰り返し述べているように，「飢餓から飽食」，「うつる病（伝染病）からつくられる病（生活習慣病）」の時代になり，わが国の健康対策としては，ここでいう「国民の健康増進」が求められることとなった．

　本章では，健康増進の必要性や，それに対するわが国の対応などについて述べる．

3.1 健康増進の考え方

3.1.1 健康増進とは

どんな頑強な人であっても，時には病気をしたり体調のすぐれないこともある．図3-1は健康状態を3区分し，病気，半健康および健康としたが，実際には，健康であったとしても，その状態（健康度）はさまざまであり，また，病気と半健康，あるいは半健康と健康との境界は，それほど明確に区分できるわけではない．

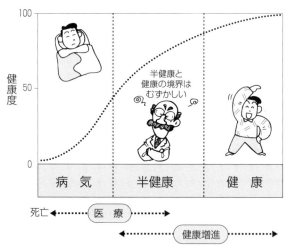

図 3-1 病気と半健康，あるいは半健康と健康との境界

健康度は常に変動しているが，健康増進とは，健康な人はより健康に，また半健康や病気の人は健康になるように，実践に努めることである．

健康増進について，WHOは1986年にオタワで開催された会議で次の内容を採択している．

「健康増進とは，人々が自らの健康を管理し，改善できるようにするためのプロセスである．肉体的・精神的・社会的に良好な状態に到達するためには，個人または集団はこの考えを理解し，啓発され，ニーズを満たし，また自ら環境を変革，あるいは環境に対処できなければならない．したがって，健康は日常の生活の資源であって目的ではない．健康は肉体的な能力であると同様，個人的・社会的な資質であることを強調する積極的な概念である．したがって，健康増進は，ただ単に保健の領域の責任にとどまらず，健康なライフスタイルの問題であり，さらに良好な生活の問題にまで至るのである．」

ここで，注目されるのは健康増進を非常に幅広くとらえ，その必要性について言及していることである．また，「健康は日常の生活の資源であって目的ではない」と唱っている．健康に関する関心が高いことは良いことである反面，一方で，それが高じてわずかな体調

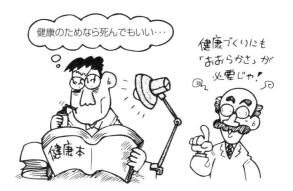

不良で過剰な不安や愁訴に陥ったり，熱心な余り「健康のためなら死んでも良い」とばかり，度の過ぎた健康づくりに励む人も現れている．健康は目的ではなく，あくまで人生の必要条件の一つであり，健康づくりにも「おおらかさ」が必要である．

3.1.2 健康増進の必要性

なぜ今，健康増進の必要性が強調されるのか，ここに，主な理由をあげてみる．

a. 病気の発症には遺伝などの先天的因子の関与も無視できないが，日常の生活における運動，栄養あるいは休養などのライフスタイルの関与が大きい．運動，栄養，休養を中心とした健康増進の実践を習慣化することで，これらの病気をある程度防ぐことができる．

b. 人生80年の社会にあって，ただ永らえるだけではなく，真に活力に満ちた豊かな人生，すなわち長寿（長生きを寿ぐ）を全うすることが求められている．

c. 高度に科学技術が発達した現代社会では，職場や家庭，あるいは社会生活が機械化された．また，コンピュータ・テクノロジーの進歩によって情報化社会への進展も著

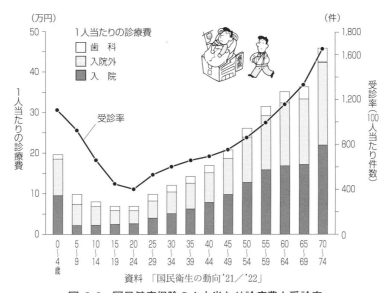

図 3-2 国民健康保険の1人当たり診療費と受診率

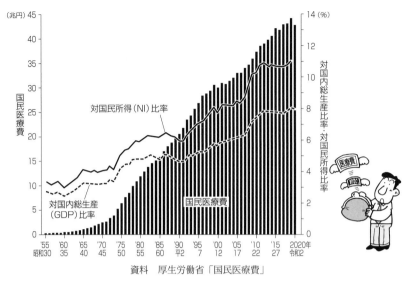

図 3-3　国民医療費と国民所得の年次推移

しく，世界の政治情勢の変化も加わって，ボーダーレス社会が加速している．目まぐるしい社会変化は，「変化に対応できる人とできない人」の差を鮮明にし，人間関係を複雑にし，人間社会のストレスを増大させている．

　高度に発達した社会では，身体を動かしたり，スポーツをする場や機会が損なわれ，体力の低下や，肥満者の増加など「負」の面も目立つようになった．

d. 　高齢者は疾病の罹患率が高い．したがって，高齢化社会では医療費が増大する（図3-2）．現に日本の医療費は著しく増大し，1人当たりの国民医療費は昭和30（1955）年で2700円であったが，40年度に1万円台，55年度に10万円台，平成6年度に20万円台，23年度には30万円台となり，令和2年度には34万600円となっていて，日本の財政の大きな圧迫要因ともなっている．すなわち，国民は国家財政や家庭経済の上からも，健康で長生きであることの必要性が求められている．

3.1.3　健康増進の3要素

　人の健康にはさまざまな因子が関与している．これは人種や遺伝・体力などの主体因子と，有害物の暴露，医療体制，生活習慣，栄養などの環境因子に分けられる．

　戦後の日本人の平均寿命が著しく延びたのは，栄養や生活習慣の改善，上下水道や病院，保健所などの施設，医療技術の進歩など，生活環境や保健・医療体制の整備に負うところが大きい．平均寿命余80年という長寿を実現した日本人にとって活力に富んだ長寿を全うし得るためには，「生活習慣の改善による健康増進」が重要となった．

　健康増進の3要素として提唱されているのが運動・栄養・休養であるが，これら3要素をバランスよく取り入れ生活習慣を改めることで，現代人の主な疾病を予防し健康度を高めることができると考えられる．

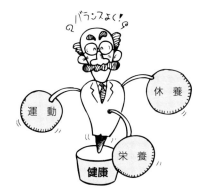

(1) 運動

　運動は筋肉や心肺機能など，身体の機能を発達させ，成長を促進させる．運動は心臓病，動脈硬化あるいは糖尿病などの生活習慣病の防止にも役立つ．運動は加齢に伴う機能低下の防止に効果がある．

　車などの輸送手段が発達し，生活は機械化し，身体を動かす機会が著しく低下している現代人にとって，運動は健康増進にとって不可欠なものといえる．

(2) 栄養

　生体は消化，吸収，物質輸送，酸素供給，循環などの生命活動を営むためにエネルギーを必要とする．また，身体は胃，腸，血管，筋，骨などの器官で構成されているが，身体の構成を形づくり，諸器官の働きを円滑にするためには，栄養をバランスよく摂取することが必要である．

　第2次世界大戦後，日本人の栄養問題は食糧難を反映して，栄養失調をいかに克服するかが大きな問題であった．戦後80年後の現代では，エネルギー摂取の過剰が肥満者を増やし，糖尿病などの生活習慣病による患者の増加が問題となっている．

(3) 休養

　休養とは，きたるべき活動に備え，作業や勤務などをしばらく休み，英気を養うこと，心の糧となる活動などを通じて生きがいや豊かなライフスタイルを創造することであり，健康増進のための3要素の一つである．

　生活の中で，われわれは常に疲労，すなわち休養を必要とする場面に遭遇する．その疲労を蓄積させず，次の活動に備え，肉体的，精神的にいかに早くリフレッシュするか，健康管理上から重要である．

　幸い，労働法の整備，労働条件の改善など，日本の職場環境は近年になって，著しく改善された．また，労働時間の短縮によって余暇時間も豊富となった．しかし，めまぐるしく変化する世界情勢，技術革新，価値観の多様化などがストレスとなって日本人の健康をおびやかしている．

　休養が必要なことは，異論のないところであるが，どのように休養をとるかは，個人のし好，趣味あるいは人生観に深く根差している．例えば，クラッシック音楽が好きな人に

とっては,クラッシック音楽鑑賞が良き休養となり得る.また,机の前で事務的な仕事に従事し,日頃から体を動かす機会の少ない人にとっては,運動がその人にとって良き心身のリフレッシュになり,休養となり得る.

このように,何を,どのようにして生活の中に休養を取り入れるかは,その人の性,年齢,仕事,人生観,経済力,社会環境などを総合的に考えて,最も適した休養の取り方を選択することである.

3.2 健康づくり行政

3.2.1 わが国の健康づくり行政

急激に変動する社会環境は,わが国の保健,医療,環境などの衛生行政にも大きな影響を及ぼしている.

わが国の衛生行政制度は,文部省内に医務課が設置された明治5（1872）年に始まる.その後,明治8（1875）年に厚生省の前身である内務省衛生局が設置され,第2次世界大戦が開戦された昭和13（1938）年に厚生省が設置された（表3-1）.（平成13（2001）年の中央省庁再編に伴い文部省が文部科学省に,厚生省は厚生労働省にそれぞれ改められた.）

表 3-1 戦前の主な衛生関係法令・組織沿革 （年次別）

年	事項
明治5（1872）年	文部省医務課設置
6（1873）	同課が医務局に昇格
7（1874）	医制公布
8（1875）	内務省衛生局設置（衛生行政は文部省より移管）
26（1893）	地方衛生行政は警察行政に移管
30（1897）	伝染病予防法制定
32（1899）	海港検疫法制定
33（1900）	汚物掃除法,下水道法制定
40（1907）	らい予防法制定
大正8（1919）	精神病院法,結核予防法,トラホーム予防法制定
昭和2（1927）	花柳病予防法制定
6（1931）	寄生虫病予防法制定
12（1937）	（旧）保健所法制定　49カ所設置
13（1938）	厚生省設置

衛生行政の中心課題である国民の健康問題は家庭や地域社会,学校,職場などのあらゆる生活の場と密接なかかわりを持つ.したがって,「健康づくり行政」も次の三つの分野に分けられる.

　a.　家庭や地域社会の生活を対象（衛生行政,厚生労働省）
　b.　学校生活を対象（学校保健行政,文部科学省）
　c.　職場を対象（労働衛生行政,厚生労働省）

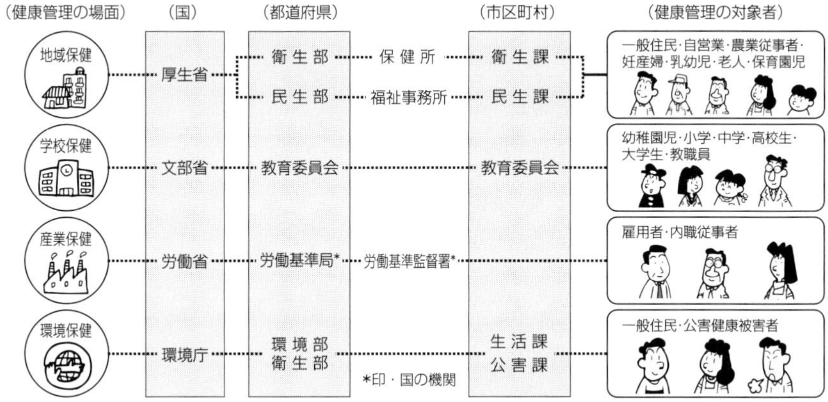

図 3-4 行政機関と健康管理制度

さらに，地域的，地球規模での環境問題については環境省が所管している．これらの生活場面別に健康管理の対象者，関連する国，地方自治体の機関をまとめたものが図3-4である．なお，都道府県や市町村における部課名などの組織名は，各地方自治体により異なる．

学校生活（文部科学省）や職場（厚生労働省）を対象とした「健康づくり行政」については他

表 3-2 わが国の主な健康増進対策の歩み

年	内容
昭和39（1964）年	「国民の健康・体力増強策について」閣議決定
42（1967）	「栄養と健康展」を地方都市で開催
45（1970）	保健所にて保健栄養学級を開催
47（1972）	健康増進モデルセンター（'95年より健康科学センター）の設置
53（1978）	**「第1次国民健康づくり対策」の策定**
60（1985）	「健康づくりのための食生活指針」の策定
63（1988）	**「第2次国民健康づくり対策」（「アクティブ80ヘルスプラン」）の策定**
	健康運動指導士および運動普及推進員・温泉利用指導者の養成制度の制定，健康増進施設認定規定の制定
平成元（1989）年	健康運動実践指導者養成制度の制定，「健康づくりのための運動所要量」の策定
2（1990）	「対象特性別食生活指針」の策定，健康増進施設（温泉）利用に係わる経費の医療費控除の制定，運動療法に係わる経費の医療費控除の制定
5（1993）	「健康づくりのための運動指針」の策定，「健康文化と快適なくらしのまち創造プラン事業」の制定
6（1994）	「日本人の栄養所要量」（5次改定），「健康づくりのための休養指針」の策定，「健康文化都市協議会」設立
11（1999）	「日本人の栄養所要量」（6次改定）
12（2000）	**「第3次国民健康づくり対策」（「21世紀における国民健康づくり運動（健康日本21）」）の策定**
15（2003）	「睡眠指針」の策定，「健康増進法」施行
16（2004）	「日本人の食事摂取基準」（2005年版）の策定
17（2005）	「健康フロンティア戦略」の策定，「食育基本法」の制定
18（2006）	「健康づくりのための運動基準2006」の策定
19（2007）	「新健康フロンティア戦略〜健康国家への挑戦〜」の策定
24（2012）	**「第4次国民健康づくり対策」（「21世紀における第2次国民健康づくり運動（健康日本21（第二次））」）の策定**
25（2013）	「健康づくりのための身体活動基準2013」および「健康づくりのための身体活動指針」の策定
令和元（2019）年	「日本人の食事摂取基準」（2020年版）の策定
令和6（2024）年	**「第5次国民健康づくり対策」（「21世紀における第3次国民健康づくり運動（健康日本21（第三次））」）の策定**

章（5章）にゆずり，本章では厚生労働省の「健康づくり行政」を中心に述べることにする．

表3-2は，わが国の主な健康増進対策の歩みについてまとめたものである．

次に，その内容について概要を述べる．

3.2.2 第1次国民健康づくり対策

昭和53（1978）年になって，本格的な長寿社会の到来に備え，明るく活力ある社会を構築することを目標として第1次国民健康づくり対策が開始された．

その内容は次のとおりである．

a. 生涯を通じての健康づくりの推進策として，妊産婦，乳幼児，家庭婦人などを対象とした健康審査に加え，老人保健事業の総合的実施を図って，生まれてから死ぬまで生涯を通じての予防，検診の体制を整備する．

b. 健康づくりの基盤整備として市町村保健センターなどの設置と保健師などのマンパワーの確保を推進していくこと．

c. 健康づくりの啓発普及策として財団法人健康・体力づくり事業団などによる活動を推進する．

3.2.3 第2次国民健康づくり対策（アクティブ80ヘルスプラン）

その後，10年間が経過し，運動不足による体力の低下，エネルギー摂取の相対的過剰による肥満傾向者の増加，余暇時間の増加，国民の健康意識の高まり，あるいは平均寿命の伸長による人生80年時代の到来などを受けて，新たなる対応が求められた．

そのために，疾病の発生予防や，さらに一歩進めて積極的に健康度を増すための「健康増進」に力点を置いて対策を展開する必要が生じ，それを，「アクティブ80ヘルスプラン」として策定した．

その特色は次のとおりである．

a. 疾病の早期発見，早期治療という「第2次予防」から疾病の発生予防，健康増進という「第1次予防」に重点が置かれている．

b. 栄養，運動，休養という健康づくりの3要素のバランスのとれた健康的な生活習慣の確立を図ることに重点を置いた．

c. 公的セクターによる健康づくり対策に加え，民間活力の積極的導入を図る．

1）健康づくり事業

厚生労働省の第2次国民健康づくり対策（アクティブ80ヘルスプラン）に基づく，施策の一覧を図3-5に示す．

この中から，「栄養」「運動」および「休養」による健康づくり事業の主な内容について述べる．

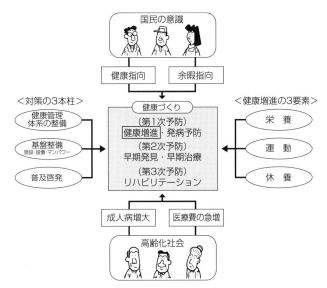

図 3-5　アクティブ80ヘルスプラン（第2次国民健康づくり対策）の背景と意義

(1) 栄　養

「**健康づくりのための食生活指針**」と「**対象特性別健康づくりのための食生活指針**」　成人病の予防や，健康づくりの基本となる食生活を適正とすることを目的とした．さらに，個々の特性に応じた栄養上の特徴，食生活上の問題点を踏まえた具体的対応指針とした（第4章を参照）．

栄養摂取基準　栄養摂取基準は栄養所要量として，健康の保持・増進と疾病予防のために，国民がどのような栄養素を毎日どれだけ摂取すればよいか基準を示したものである．

日本人の栄養所要量は昭和16（1941）年より算定が試みられ，昭和44（1969）年に栄養審議会の答申を受けて第1次の所要量が策定された．その後，栄養所要量に示される数値は，食糧事情，その時の健康状態，栄養学の進歩などの要因を考慮するため5年ごとに改定され，平成11年（1999）年に第6次改定「日本人の栄養所要量」が策定されたが，平成16（2004）年以降は「日本人の食事摂取基準」と改められ，以降5年ごとに改定され，令和元（2019）年には2020年版が策定された．2020年版は令和2年度から6年度までの5年間使用するものであり，集団や個人を対象にして，国民の健康の維持・増進，エネルギー・栄養素欠乏症の予防，生活習慣病の予防，過剰摂取による健康障害の予防を目的とし，エネルギー及び各栄養素の基準を示している．

国民健康・栄養調査　栄養改善法（昭和27（1952）年）に基づき，毎年11月に，国民の栄養摂取状況や健康状況を把握するために国民健康・栄養調査を実施している．この調査は，生活習慣病の増加など疾病構造の変化に伴い，国民の健康の増進の総合的な推進を図るための基礎資料が必要であることから，平成15（2003）年からは健康増進法（p.51参照）に基づく調査として実施されることになった．

同調査では，国民の身体の状況（身長，体重，血圧など），栄養素等摂取量，食品群別摂取量，生活習慣の状況などを明らかにし，この調査結果はわが国の健康づくりや生活習慣病対策などの施策に大きく貢献している．平成27年の調査結果によると，20歳以上においてメタボリックシンドローム（内臓脂肪症候群）が強く疑われる者の割合は，男29.0%，女10.6%．予備軍と考えられる者の割合は男22.1%，女7.8%であった（図3-6）．

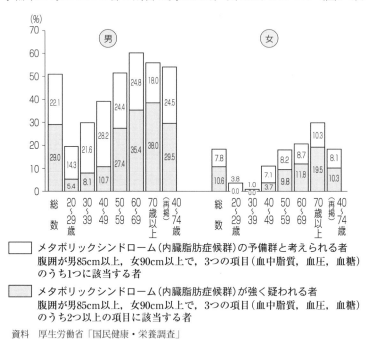

図 3-6　メタボリックシンドローム（内臓脂肪症候群）の状況（20歳以上）平成27年（'15）

（2）運　動

健康づくりのための運動指針　平成元（1989）年に，健康を維持するために望ましい運動量の目安を「健康づくりのための運動所要量」として示した．続いて，平成5（1993）年には，個々人で運動習慣が取り入れられるよう，運動所要量を踏まえた具体的で分かりやすい，「健康づくりのための運動指針」をまとめた（第4章を参照）．平成18（2006）年には新たに「健康づくりのための運動基準2006」及び「同運動指針2006」（エクササイズガイド2006）が策定された（資料2．参照）．

さらに，平成25（2013）年には「健康づくりのための身体活動基準2013」と「健康づくりのための身体活動指針（アクティブガイド）」が策定された。

（3）休　養

平成6（1994）年，健康増進の観点から休養のあり方について「健康づくりのための休養指針」としてまとめた（表3-3）．

また，平成15（2003）年には睡眠についての適切な知識の普及を目的として「健康づくりのための睡眠指針」が策定された（表3-4）．

さらに「健康日本21」の「休養・こころの健康づくり」の分野において,「最近1カ月間にストレスを感じた人の割合の減少」「睡眠によって休養が十分に取れていない人の割合の減少」「自殺者の減少」などの目標を掲げている.

表 3-3 健康づくりのための休養指針
(平成6 (1994) 年4月)

1. 生活にリズムを
   - 早めに気付こう,自分のストレスに
   - 睡眠は気持よい目覚めがバロメーター
   - 入浴で,からだもこころもリフレッシュ
   - 旅に出かけて,心の切り換えを
   - 休養と仕事のバランスで能率アップと過労防止
2. ゆとりの時間でみのりある休養を
   - 1日30分,自分の時間をみつけよう
   - 活かそう休暇を,真の休養に
   - ゆとりの中に,楽しみや生きがいを
3. 生活の中にオアシスを
   - 身近な中にもいこいの大切さ
   - 食事空間にもバラエティーを
   - 自然とのふれあいで感じよう,健康の息ぶきを
4. 出会いときずなで豊かな人生を
   - 見出そう,楽しく無理のない社会参加
   - きずなの中ではぐくむ,クリエイティブ・ライフ

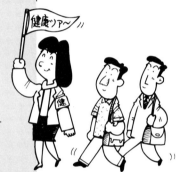

表 3-4 健康づくりのための睡眠指針2014
——睡眠12箇条——
平成26年 ('14) 3月

1. 良い睡眠で,からだもこころも健康に.
2. 適度な運動,しっかり朝食,ねむりとめざめのメリハリを.
3. 良い睡眠は,生活習慣病予防につながります.
4. 睡眠による休養感は,こころの健康に重要です.
5. 年齢や季節に応じて,ひるまの眠気で困らない程度の睡眠を.
6. 良い睡眠のためには,環境づくりも重要です.
7. 若年世代は夜更かし避けて,体内時計のリズムを保つ.
8. 勤労世代の疲労回復・能率アップに,毎日十分な睡眠を.
9. 熟年世代は朝晩メリハリ,ひるまに適度な運動で良い睡眠.
10. 眠くなってから寝床に入り,起きる時刻は遅らせない.
11. いつもと違う睡眠には,要注意.
12. 眠れない,その苦しみをかかえずに,専門家に相談を.

(4) その他の事業

健康増進施設認定制度と医療費控除 民間フィットネスクラブ業の運動施設を活用して,国民に健康増進のための運動を適切に行える場所を提供し,健康増進対策の推進を図ることを目的として,健康増進認定規定が定められた.同規定に基づいて,健康増進のための運動を安全かつ適切に行える施設(運動型健康増進施設)および運動に加えて温泉利用などを適切に行える施設(温泉利用型健康増進施設)を認定している.

医師の指示に基づいて，これらの施設を利用して，運動や温泉療法を行った場合の経費については医療費の控除対象となった．

健康科学センターの整備　地域における健康づくりの関連施策をより積極的に展開していくために，都道府県の指導的役割をより強化する必要があることから，平成7（1995）年度から，従来の健康増進モデルセンターを健康科学センターとして，整備をより一層推進させることにした．

これは，市町村保健センター，保健所，民間の健康増進施設などの技術的中核施設として，また都道府県レベルの健康づくり関連施設の拠点として，システム化とレベルアップを図るもので設置主体は都道府県及び指定都市としている．

健康文化都市推進事業　急速に進展する高齢化や少子化社会にあって，国民が心豊かに安心して暮らせるよう，人々のより積極的な新しい健康観に基づく健康ニーズに応え，地域の特色を生かしつつ，生活の質を一層，高める必要がある．

このような問題認識の上に立って，「健康文化と快適なくらしのまち創造プラン事業」が平成5（1993）年度より実施されている．これは，市町村が自ら地域の暮らしの実情などを調査・評価し，基本的な計画を策定し，関連する各計画の事業の中から国が優先的に補助を行うものである．

2）健康づくり指導者の育成

(1) 栄養士および管理栄養士

栄養士は体系的な教育システムを有する厚生労働省の指定養成施設を卒業した者のみに与えられるもので，令和4（2022）年度現在で全国に294の機関（うち管理栄養士養成施設は152）があり，毎年ほぼ2.2万人が栄養士免許を取得している．

管理栄養士は，成人病などの慢性疾患が増加し，食生活の改善指導の充実が求められる中で，栄養士の業務であって複雑または困難な業務を行う適格性を有するもので，厚生労働大臣の登録を受けた者である．登録されている管理栄養士は令和4（2022）年12月末現在で，274,377人である．

(2) 健康運動指導士および健康運動実践指導者

運動を通して，国民の運動づくりを進めるために，適切な運動指導が行える人材の育成が大切となることから，㈶健康・体力づくり事業財団では，昭和63（1988）年から健康運動指導士，続いて平成元（1989）年からは健康運動実践指導者の養成を行っている．

健康運動指導士は，呼吸・循環器系の生理機能の維持・向上を図ることにより，動脈硬化，心臓病，高血圧の成人病を予防し，健康水準を保持・増進するという観点から，医学的基礎知識，運動生理学の知識などに立脚し，個人個人の身体状況に応じた運動プログラムを提供できる知識・技能を有する者である．

健康運動指導士の資格は，㈶健康・体力づくり事業団が開催する講習会の受講を終了し，

試験に合格した者に与えられる．受講資格を有する者としては，医師，保健師，管理栄養士，4年制体育系大学卒業者などである．それ以外に，栄養士などの資格を有し，4年制大学の卒業者または2年以上の運動指導に従事した経験のある者も受講資格が認められている．

一方，健康運動実践指導者は，健康運動指導士が作成したプログラムを踏まえ，運動の実践指導を行う．同資格についても一定の講習を受講した上で，試験に合格した者に財団より健康運動実践指導者の称号が授与される．受講者の資格として，体育系短期大学以上の卒業者，あるいは管理栄養士や実務3年以上の経験を有する者などである．

それぞれの登録者数は，健康運動指導士18,299人（令和5（2023）年4月現在），健康運動実践指導者18,548（同）人である．

これら以外にも，地域において運動の普及を行う運動普及推進員（ボランティア）や，健康増進および疾病予防のための温泉利用を安全かつ適切に行うように指導する温泉利用指導者のための養成制度もある．

3.2.4 第3次国民健康づくり対策（健康日本21）

「すべての国民が健康で明るく元気に生活できる社会」の実現を図るために，早世（早死）を減らし，健康で活力あるものにするための2010年までの目標を定めた，「健康日本21」（21世紀における国民健康づくり運動）が，平成12（2000）年度より開始された．

これは，現代社会で課題となっている生活習慣や生活習慣病を9つの分野（①栄養・食生活，②身体活動・運動，③休養・こころの健康づくり，④たばこ，⑤アルコール，⑥歯の健康，⑦糖尿病，⑧循環器病，⑨がん）に分類し，取り組みの方向性と目標を示した．

（1） 健康増進法の制定

この「健康日本21」を推進し，健康づくりや疾病予防に重点をおき，栄養改善を含めた国民の健康増進を図り，国民保健の向上を目的として平成14（2002）年に健康増進法を制定した．同法には栄養改善法の内容も引き継ぎながら，生活習慣病を防ぐために栄養改善だけではなく食生活や運動，飲酒，喫煙などの生活習慣の改善を通じた健康増進の機会を取り入れている（巻末115頁の付表参照）．

（2） 健康フロンティア戦略

平成16（2004）年に「健康フロンティア戦略」が策定された．これは，国民が健康で自立して暮らすことのできる期間，すなわち健康寿命を伸ばすことを基本的な目標として，「生活習慣病予防対策の推進」と「介護予防の推進」を柱とする平成17（2005）年からむこう10ヵ年の健康戦略である．

（3） 新健康フロンティア戦略

平成19（2007）年には，前述のフロンティア戦略をさらに発展，推進させるために平成19年度からの10ヵ年戦略として「新健康フロンティア戦略——健康国家への挑戦——」が策定された．これは「子どもの健康」「女性の健康」「メタボリックシンドローム克服」

「がん克服」「こころの健康」「介護予防」「歯の健康」「食育」「運動・スポーツ」の9つの分野を対象として，それぞれの分野において対策を講ずるものである（巻末125頁の資料4参照）．

3.2.5 第4次国民健康づくり対策（健康日本21（第二次））

「健康日本21」の10年後における目標の達成度は，59項目の中で「目標値に達成した」のは10項目の16.9％で，以下，「改善傾向にある」が25項目（42.4％），「変わらない」と「悪化している」が23項目（39％）であった。

日本人の健康状態の現状や健康日本21（第1次）の最終評価で提起された課題などをもとに，健康日本21（第2次）が平成24（2012）年に策定された（図3-7）。

その内容は，生活習慣病の予防など5分野53項目において平成25年から34年までの10年間に達成すべき目標が設定され，健康寿命を伸ばすことや健康格差の縮小などを目標として挙げている（巻末115頁の資料1）。

5分野の内容は次の通りである。
①健康寿命の延伸と健康格差の縮小
②生活習慣病の予防と重症化予防の徹底
③社会生活を営むために必要な機能の維持及び向上
④健康を支え，守るための社会環境の整備
⑤栄養・食生活，身体活動・運動，休養，飲酒，喫煙および歯・口腔の健康に関する生活習慣および社会環境の改善

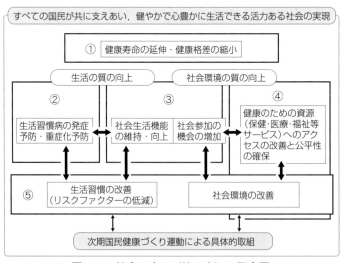

図 3-7 健康日本21（第2次）の概念図

3.2.6 第5次国民健康づくり対策（健康日本21（第三次））

令和5（2023）年，厚生労働省は6年度から17年度までの期間の第5次国民健康づくり対策（健康日本21（第三次）を推進することにした．

先の健康日本21（第二次）における取組の評価から得られた課題をもとに健康日本21（第三次）では，すべての国民が健やかで心豊かに生活できる持続可能な社会の実現に向け，誰1人取り残さない健康づくりの展開と，より実効性をもつ取り組みの推進を行うこととした．

これを実現するために図3-8示すごとく①健康寿命の延伸・健康格差の縮小，②個人の行動と健康状態の改善，③社会環境の質の向上，④ライフコースアプローチを踏まえた健康づくりの4つをあげ，基本方向に沿った取り組みによって①の「健康寿命の延伸・健康格差の縮小」を実現することとし，令和6年度から国は全国的な目標を設定し，都道府県および各市町村は国の目標を勘案しつつ具体的な目標を策定する．

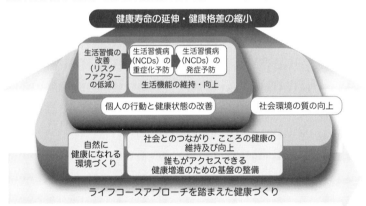

図 3-8 健康日本21（第三次）の概念図

3.3 健康づくりの課題

日常生活の健康づくりは，主に栄養・運動・休養を課題として推進されている．一方で，今日の生活の中で健康を脅かすリスク・ファクターとして喫煙と飲酒習慣が取り上げられている．喫煙や飲酒がもたらす健康や人体への作用については「第4章（4）酒と喫煙」の項に述べられているので，ここではわが国の「現状と対策」について述べることにする．

3.3.1 喫 煙

喫煙が健康に及ぼす影響については，WHOをはじめ多くの報告にみられる．たばこには4000種を越える化学物質が含まれ，そのうち，発がんの危険性の高い物質だけでも400

喫煙者では循環系に及ぼす影響や，肺がんをはじめ各種のがん，あるいは消化器疾患などの発症要因となることが疫学的調査などで明らかとなっている．

また，妊婦の喫煙によって，低体重児，流・早産などの危険性が高まり，喫煙問題に対する国民の関心は高まってきている．

（1） 喫煙者率の現状

表3-5は，わが国の喫煙率の年次推移である．30年程前の平成7（1995）年での喫煙者率は男性52.7％，女性10.6％であったのに対して，令和元（2019）年では，男性27.3％，女性7.6％と男女とも減少している．それでも，他の先進国に比較すると，男性の喫煙率がまだ高いこと（表3-7），とりわけ40歳代の喫煙率は36.5％と高い．

表 3-6　わが国の喫煙者率の年次推移

（単位　％）

	平成7 （'95）	12 （'00）	17 （'05）	22 （'10）	27 （'15）	29 （'17）	30 （'18）	令和元 （'19）
男	52.7	47.4	39.3	32.2	30.1	29.4	29.0	27.1
女	10.6	11.5	11.3	8.4	7.9	7.2	8.1	7.6

資料　「国民衛生の動向'23／'24」

表 3-7　喫煙状況の国際比較

	喫煙率（％）		年　齢	年　次
	男	女		
日　　　　本	29.0	8.1	20歳以上	2018年
韓　　　　国	37.0	5.2	19歳以上	2017年
中　　　　国	50.5	2.1	15歳以上	2018年
フィリピン	40.3	5.1	20歳以上	2015年
イ　ン　ド	19.0	2.0	15歳以上	2016〜2017年
イ ギ リ ス	15.9	12.5	18歳以上	2019年
ド　イ　ツ	26.4	20.2	18〜64歳	2018年
フ ラ ン ス	34.6	26.5	15〜75歳	2019年
イ タ リ ア	22.3	15.2	14歳以上	2020年
エ ジ プ ト	43.4	0.5	25〜69歳	2016〜2017年
アメリカ合衆国	24.9	17.1	18歳以上	2019年
メ キ シ コ	27.1	8.7	12〜65歳	2016〜2017年
ロ　シ　ア	38.9	10.1	15歳以上	2019年

資料　WHO "Report on the Global Tobacco Epidemic, 2021"
注　1）"Current tabacco(cigarette)smoking" の指標である．
　　2）韓国，フィリピン，メキシコは2019版のデータ

（2） 喫煙対策

WHOでは再三にわたって，喫煙の害に対する健康教育をはじめ，多くの喫煙対策を発表したり，反喫煙キャンペーンを行っている．

特に最近では，昭和61（1986）年に公共の場所における非喫煙者の保護，子供や若年者の防煙対策などについて決議を行ったり，「世界禁煙デー」（毎年5月31日）を定めている．

わが国では，明治33（1900）年未成年者の健全な成長を期するために，「未成年喫煙禁止法」が制定された．昭和23年（1948）年には未成年喫煙禁止協議会が開催され，さらに昭

和42（1967）年には中学校の保健体育の教科の中で，飲酒と並んで喫煙の問題が取り上げられるようになった．

昭和61（1986）年には厚生労働省の公衆衛生審議会に「喫煙と健康に関する専門委員会」が設置され，「喫煙と健康問題に関する報告書」がまとめられてきた．

人類の喫煙の習慣の起源は定かではないが，1492年のコロンブスによるアメリカ大陸発見を契機に，原住民の喫煙習慣がヨーロッパ各国にもたらされ，またたく間に全世界へ広まったという．

早くから，たばこは「毒草」として喫煙の害が認識され，多くの喫煙防止策が立てられ，今日に至っている．わが国の最近の対策としては，「たばこ行動計画検討会報告書」がある．その内容は，①防煙対策，②分煙対策，③禁煙サポート・節煙対策の三つの柱からなっている．

防煙対策 未成年者が喫煙を始めたり，喫煙習慣化を防止するために，学校，地域，家庭などの環境形成づくりの内容を具体的に示している．

その内容としては，たばこの広告の規制強化，たばこの健康影響に関する注意表示の明確化，たばこ自動販売機の稼働時間帯の規制などがある．

分煙対策 たばこの害は喫煙者のみにとどまらず，非喫煙者もたばこで汚染された空気を吸うことで，不快感を持ったり，健康を損なう（受動喫煙の影響）ことが分かっている．

こうした受動喫煙の影響を排除したり，減少させるための対策として，病院，学校，駅，交通機関など公共の場や職場，家庭で禁煙や喫煙場所の制限を行うなど，非喫煙者の受動喫煙に配慮することが提唱されている．

禁煙サポート・節煙対策 禁煙希望者や喫煙継続者に対して，禁煙や節煙のために必要な指導者の養成や情報などの提供を行っている．

平成10（1998）年から，厚生労働省では「21世紀のたばこ対策検討会」を開催し，有害かつ依存性物質を含むたばこに対し，危険性の評価と管理の観点からの対策を検討し，「健康日本21」において，たばこを重点課題の1つとして取り上げた．その具体的な目標は次のアからエの4つである．

ア．喫煙が及ぼす影響についての十分な知識の普及

イ．未成年の喫煙をなくす

ウ．公共の場や職場における分煙の徹底と効果の高い分煙に関する知識の普及

エ．禁煙支援プログラムの普及

平成15（2003）年に施行された健康増進法の25条に，「受動喫煙の防止」に関する規程が盛り込まれた．

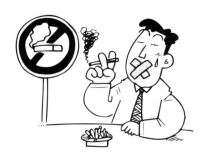

3.3.2 飲 酒

　酒は，あるときは「百薬の長」またあるときには「気違い水」といわれるように，飲酒は，神経安定，鎮静，あるいは催眠効果などのプラス面がある反面，アルコール依存症や肝硬変症などの健康障害の原因になったり，喧嘩や酔っぱらい運転による事故・家庭崩壊など，多くの社会問題も含んでいる．

　特にわが国の酒類の販売量，消費量ともに戦後増え続けてきたが，近年ではいずれも全体として低下の傾向を示している（図3-8）．しかし，生活習慣病のリスクを高める量の飲酒（一日当たりの純アルコール摂取量が男40g以上，女20g以上）をしている者の割合は平成22（2010）年には男12.2%，女6.9%に対して令和元（2019）年には男14.9%，女9.1%で男女とも減少しておらず，その割合を減少させることが課題となっている．

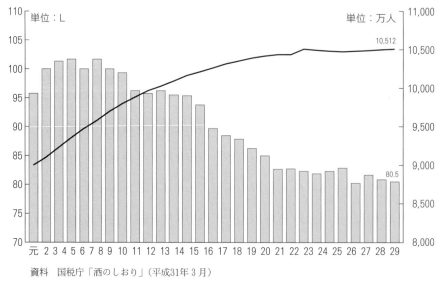

資料　国税庁「酒のしおり」（平成31年3月）

図 3-9　成人一人当たりの酒類の販売（消費）量の推移

a. 適正飲酒に関する知識の普及,未成年者の飲酒防止のための社会環境整備

b. 専門医療機関の整備およびこれら医療機関と精神保健センター,保健所との連携確保

c. 回復途上にあるアルコール依存症者が地域で断酒を継続できるような支援体制の整備

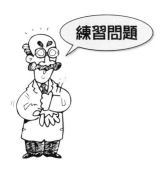

1. 健康増進の必要性について述べなさい.

2. 「健康増進の3要素」について説明しなさい.

3. アクティブ80ヘルスプラン(第2次国民健康づくり対策)とは何か.また,その「対策」が必要される背景について説明しなさい.

4. 「健康日本21」とは何か.その目的と内容について説明しなさい.

5. 飲酒と喫煙の健康への影響について述べなさい.

第4章 健康づくりの実際

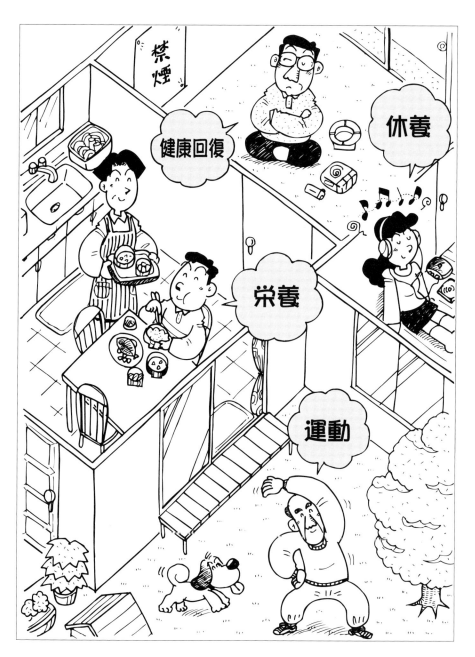

　第3章で「健康増進の施策」として，健康増進の必要性や，それに対するわが国の対応（施策）について述べた．

　本章では，第3章に述べた内容について，運動，栄養，休養と健康との係わりや，具体的な健康増進の方法について述べる．また，健康に対するリスク・ファクターになり得る飲酒あるいは喫煙，また肥満の判定の方法や健康との関係についても述べることにする．

4.1 運 動

4.1.1 運動と健康

　運動は身体の諸器官に刺激を与え，発育・発達を促進する．また，血管の弾性を高め，動脈硬化を防止し，血圧の上昇や心臓への負担を軽くして，加齢による生理機能の低下を抑制するなどの効果がある．また，心身をリラックスさせ，リフレッシュする．

　現代社会は，日常生活の場で身体を動かす機会が失われ，慢性的な運動不足に陥りやすい．運動不足が直接あるいは間接的な原因となって，心疾患，高血圧症，脳卒中，肥満，老化現象の加速，疲労の蓄積，ストレス増大などをもたらす．

　日本人の子供の体格は年々大型化している．ヒトの発育・発達に栄養や運動が大きな影響を及ぼす．戦後の著しい日本人の体格の伸びは，栄養や生活様式の改善に負うところが大きい．ところが，体格の伸びに対して，体力や身体機能の発達がそれに伴っていないと指摘されるようになってすでに久しい．肥満児の増加や，軽い衝撃で簡単に骨折をしたり，朝礼などの集会時に倒れる子供も多く見られ，自律神経機能を調節する能力も低下していることを伺わせる．

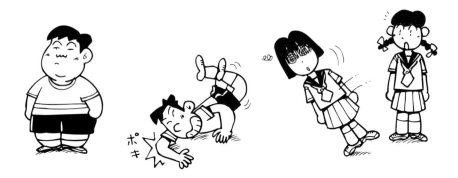

　これらの原因として，不適切な食習慣や生活時間の乱れなどに加えて，遊びや運動不足があげられ，深刻な子供の健康問題となっている．

（1） 運動と体力

　一般的に体力は身体的能力と精神的能力の二つの要素から構成される．さらに，それぞれは行動体力と防衛体力からなる．行動体力とは身体を使って，能動的に外部に対して働きかける力を示すのに対して，防衛体力は外部環境やストレスの変化に対して，内部環境を一定に保つ能力（恒常性＝ホメオスターシス）やウイルスなどの細菌に対する抵抗力などが含まれる．

　運動は健康や体力の増進に役立つ．しかし，例えば，体力づくりの目的が同じ筋力づくりであっても，それが筋持久力か一般筋力あるいはパワーのいずれかによって，運動の種類，負荷方法，負荷時間などが異なる．

(2) 運動と発育・発達

身体の質的充実，量的増大を発育というのに対して，機能的充実を発達という．運動による身体トレーニングは，運動が楽に行われるように生体の適応機能の変化を生じさせると同時に，各器官の発育・発達を促進させる．

ただし，スキャモン（Scammon）の発育曲線に見られるように（図4-1），身体の各器官や機能は固有の発育経過をたどる．また，この発育型（パターン）は個人差も大きく，個々人の発育パターンやレディネス（学習準備状態）を無視した無理な運動は，かえって傷・障害を起こし，健やかな発育・発達の妨げになるばかりか健康をも損ないかねない．

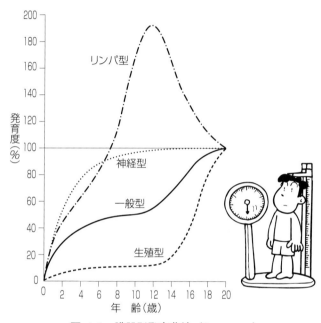

図 4-1　臓器別発育曲線（Scammon）

(3) 運動と加齢

加齢によって身体の諸機能は低下する．しかし，その低下の程度は，機能や体力の内容によって異なり，個人差も大きい．加齢による形態変化や機能の低下は避けることはできないが，適切な運動習慣によってある程度は抑制ないし遅延させることができる．

4.1.2　運動による健康づくり

(1) その原則

運動は健康維持・増進に重要な役割を担っている．しかし，病気を治癒するための「薬」も，その飲み方や量を間違うと，かえって身体にとって毒にもなり得る．同じことは運動についてもいえる．薬が症状，年齢などによって，投薬量や回数が決められるように，運動を実践するにあたっても同じ配慮が必要となる．

運動を実施するにあたって，考慮すべき基本的事項を示す．

a. 身体の異常の有無を確かめた上で運動を実施すること，日頃，運動習慣のない人，高齢者では特に重要である．

b. 運動を実施する目的を明らかにする．すなわち，スポーツ競技の強化，健康増進，減量など，運動を行う目的によって，運動処方の内容も異なる．

c. 運動が「安全である」，「楽しい」，「効果がある」こと．

d. 個人差を考慮して（個別性の原則），ちょっとだけ頑張って（過負荷の原則），徐々に運動強度や量を増加させ（漸増性の原則），全体的に片寄りなく（全面性の原則），繰り返し実施すること（反復性の原則）．

(2) 運動の種類

ここでいう「運動」とは，「からだを鍛え，健康を保つためにからだを動かすこと」である．「運動による健康づくり」の理解を助けるために，ここでは「運動」の種類を，①エネルギー発生の異なる有酸素（エアロビクス）運動と無酸素（アネロビクス）運動と，②筋力発生の異なる一般筋力，筋持久力およびパワーのトレーニングについて説明することにする．

① 有酸素運動と無酸素運動

有酸素運動とは持続的に運動を行うために必要な酸素を，呼吸によって組織に連続的に

表 4-1 無酸素運動と有酸素運動の比較

	無酸素運動（アネロビクス）	有酸素運動（エアロビクス）
運動の時間	60秒以内の短時間	5分以上の長時間
酸素の利用	不要	必要
エネルギーの放出	速い	遅い
エネルギー源	ATP，CP，グリコーゲン	グリコーゲン，乳酸
代謝産物	乳酸	二酸化炭素，水
運動の種類（内容）例	短距離走 重量挙げ 懸垂運動 投てき 相撲 跳躍	ウォーキング ジョギング 遊泳 サイクリング 登山 エアロビックダンス
運動に関与する機能 （あるいは体力要素）	敏捷性 瞬発力 柔軟性 平衡性 筋力 筋持久力 巧緻性	全身持久力
トレーニング効果	筋力の増大 無気作業能力の向上 スキルの向上 反応時間や瞬発力の向上	心拍出量の増大 毛細血管の発達 肥満度の改善 最大酸素摂取能力の発達 血圧の減少など

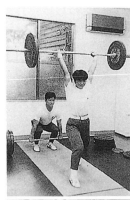
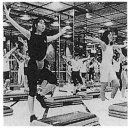

供給することが可能な運動のことである．一方，呼吸による酸素の働きによらずに遂行する運動を無酸素運動という（表4-1）．有酸素能力は最大酸素摂取量（Vo_2max）により，一方の無酸素能力は最大酸素負債量で表すことができる．

② 筋力トレーニング

筋力発生上の特性から，筋力を一般筋力，筋持久力，パワーの三つに分けることができる（図4-2）．同じ筋力であっても，筋特性によってトレーニングの仕方が全く異なるので，そのトレーニング方法について簡単に述べる．

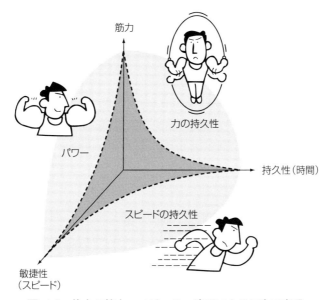

図 4-2 体力の筋力，スピード，時間による三次元表現

一般筋力 筋力を高めるトレーニングには，筋力の静的な収縮によるアイソメトリック・トレーニングと，動的な収縮によるウエイト・トレーニングがある．アイソメトリック・トレーニングでは，最大筋力を6秒間，1日5〜10回反復する方法が最も効果的とされて

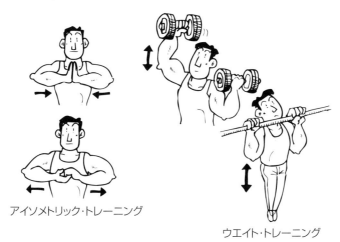

図 4-3 筋力トレーニングの運動例

いる．具体的な方法は，図4-3に示したとおりである．動きを伴わない単調な運動となりがちで，呼吸を止め強い力を発揮すると血圧が上昇するので，できるだけ自然な呼吸で行うことが大切である．

瞬発力　瞬発力は力×速度で表されるように，瞬発力を高めるためには，力と速度の両因子を高めることが必要である．そのためには，強い力で，できるだけ早く運動することが必要となる．運動強度は，最大筋力の1/3から2/3で，反復回数は20～30回程度である．1回ごとの運動は，精神を集中させ，スピーディーに行わなければならない．

筋持久力　筋持久力を高めるための運動強度は，筋力や瞬発力のトレーニングの場合と同様に，個人の最大筋力に対する割合で設定する．このトレーニングでは，比較的軽い運動負荷を用いた方がよく，最大筋力の1/4～1/3程度で，40～50回同じ動作を繰り返し行う．

（3）その実際

運動不足は，体力の低下，肥満，高血圧，心疾患，糖尿病，高脂血症などの生活習慣病の誘因となる．肥満や体力の低下を未然に防ぎ，健康を増進するために，厚生労働省は生活活動レベルに応じた運動量の運動を日常生活に取り入れたり，あるいは，「健康づくりのための運動指針」を掲げ，啓蒙に努めている．

4.2　栄養

4.2.1　日本人の食生活

第2次世界大戦終戦直後の日本は，極貧を窮め，食べる物もなく，飢餓による栄養失調者が街にあふれた．しかし，戦後の日本経済は驚異的な復興と高度成長を遂げた．産業構

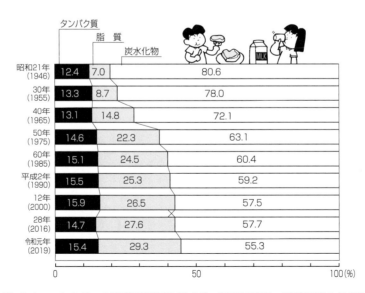

図 4-4　エネルギーの栄養素別摂取構成比（「国民健康・栄養調査」結果）

造も大きく変化し，核家族化や単身者世帯が増加し，加工食品やインスタント食品などの新しい食材が市場に出現した．その結果，日本人の食生活は「飽食」「食の簡便化」「外食化」などの流行語にみられるような食行動を生み出すことになった．

それは米を主食として，魚，野菜，海藻などを食材とした伝統的な日本の食習慣を大きく変容させた．その変遷は，昭和27（1952）年に制定された栄養改善法に基づいて，毎年厚生労働省が実施している国民栄養調査の結果から知ることができる．特に日本人の栄養摂取で特徴的な変化は，図4-4に示すように，脂肪の摂取量が著しい増加を示していることである．なお，国民栄養調査は平成15（2003）年から健康増進法に基づき国民健康・栄養調査として行われている（p. 47参照）．

米の安定供給が可能になった昭和30年代は，「即席ラーメン」が爆発的な売れ行きを示した．次の40年代は食品加工技術の進歩によって，加工食品が次々と開発され，インスタント食品が台所入りすると同時に，ファミリーレストランなどの外食産業が生れ，食事は外部化するようになった．そして，昭和50（1975）年頃から肉類や乳製品の摂取が急増し，食生活の変化を加速した．その結果，日本人の脂肪摂取量は著しく増加した．

脂肪摂取の内容の年代推移をみると（図4-5），動物性脂肪，特に獣肉に由来する脂肪の増加が圧倒的である．肉によるタンパク質や脂肪摂取の増大は，日本人の食生活を豊かにし日本人の体格を向上させた．また，平均寿命をみても世界でトップの水準にある．この意味で食生活の変化は，日本人の健康にとって好ましい結果をもたらしたといえるが，その反面，バランスを欠いた食生活は新たな健康問題を招くことにもなった．

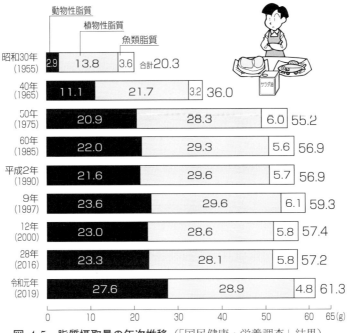

図 4-5 脂質摂取量の年次推移（「国民健康・栄養調査」結果）

4.2.2 栄養と健康

昭和20年代後半以降，結核による死亡者が大きく減少して，わが国の死因構造は感染病から成人病（生活習慣病）へと大きく変化した．

3大死亡原因である悪性新生物，脳血管疾患，心疾患のうち，脳血管疾患の罹患率については，脳出血は大きく減少したが，脂肪の摂取量が一因である脳梗塞が相対的に増加している．悪性新生物と心疾患についてはなお大きな問題を残しており，これらの疾病予防対策が重要な課題となっている．

生活習慣病の発症や進行に個人の生活習慣が深く関与しており，その中でも食生活は人間が生きるために必要不可欠なものであり，われわれの健康に深く係わっている．毎日の生活習慣の中で，エネルギーの過剰と同時に，若い世代では栄養の片寄りも疾病の要因になっている．カルシウムや第6の栄養素といわれている食物繊維，そして飲酒や喫煙に比

死因	病名	過剰に摂取した場合			不足の場合
		脂肪	糖質	食塩	食物繊維
1位 悪性新生物（がん） 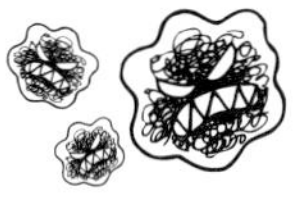	胃がん			○	
	大腸がん	○			○
	乳がん	○			
	前立腺がん	○			
2位 心臓病 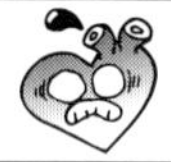	虚血性心疾患	○		○	
	うっ血性心不全	○	○	○	
4位 脳卒中 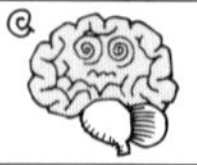	脳出血			○	
	脳梗塞	○			

（第3位：肺炎および気管支炎）

図 4-6　3大死因と栄養素との関係

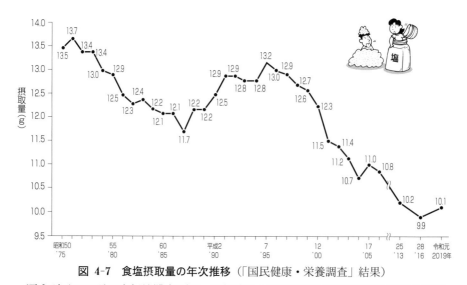

図 4-7　食塩摂取量の年次推移（「国民健康・栄養調査」結果）

（平成12年までは四訂日本食品標準成分表を，平成13年からは五訂日本食品標準成分表を使用して算出）

例して必要量の多くなるビタミンの不足は，潜在的な微量栄養素欠乏状態を生み出している．図4-6は，3大死因と栄養素との関係である．図からも明らかなように脂肪と同様，食塩の過剰もまた疾病と密接な関係にあることが分かる．

図4-7は国民健康栄養調査に基づいた食塩摂取量の年次推移であるが，昭和62（1987）年までは低下してきたものの，その後は増加に転じ，有意な増減はみられない．また，目標とされている男性7.5g未満，女性6.5g未満／日以下に達していない．

4.2.3 日本人の食生活指針

昭和58（1983）年「食生活懇談会」は，農林水産省の委託によって，「私たちの望ましい食生活―日本型食生活のあり方を求めて」という提言を取りまとめ，8つの項目からなる提言を行った（表4-3）．

表 4-3 日本型食生活定着のための8項目

1. 総熱量のとりすぎを避け，適正な体重の維持に努めること．
2. 多様な食物をバランスよく食べること．
3. コメの基本食料としての役割とその大切な意味を認識すること．
4. 牛乳の摂取に心がけること．
5. 脂肪，特に飽和脂肪酸が多く含まれている動物性脂肪のとりすぎに注意すること．
6. 塩や砂糖のとりすぎには注意すること．
7. 緑黄色野菜や海草の摂取に心がけること．
8. 朝食をしっかりとること．

同時に，厚生労働省は「日本人の栄養所要量」（昭和59年公衆衛生審議会答申）で示された基本的考え方と，「疾病予防と栄養に関する検討委員会報告」（昭和56年健康づくり特別研究）による知見を基礎資料として，昭和60（1985）年に，「健康づくりのための食生活指針」を策定した（表4-4）．

表 4-4 健康づくりのための食生活指針

多様な食品で栄養バランスを．
・1日30食品を目標に
・主食，主菜，副菜をそろえて
日常の生活活動に見合ったエネルギーを．
・食べすぎに気をつけて，肥満予防
・よく体を動かし，食事内容にゆとりを
脂肪は量と質を考えて．
・脂肪はとりすぎないように
・動物性の脂肪より植物性の油を多めに
食塩をとりすぎないように．
・食塩は1日10g以下を目標に

- 調理の工夫で，むりなく減塩

こころのふれあう楽しい食生活を．
- 食卓を家族のふれあいの場に
- 家族の味，手づくりのこころを大切に

　そして，加工食品の普及や外食をする機会の増加，カルシウムの不足や脂肪エネルギー比の増加，さらに主食や献立の種類，食べ方，食事時間，食事回数など，食に関するライフスタイルの個別化・多様化が進行している状況を踏まえ，平成2（1990）年には個々人の状況に応じて「成人病（生活習慣病）予防のための食生活指針」（表4-5），「高齢者のための食生活指針」など，4つの「対象特性別，健康づくりのための食生活指針」を策定した．

　近年，がん，心臓病，糖尿病などの生活習慣病対策が重要であるとして，平成12（2000）年には「新しい食生活指針」（表4-6）が策定された．心身を健全に発育・発達させ，健康の保持増進と疾病予防のための栄養基準が5年ごとに日本人の栄養所要量として示されている．従来，栄養欠乏症の予防を主としてきたが，第6次改定（平成11年）では，過剰摂取への対応が考慮された．第7次改定（平成16年）では「食事摂取基準」として推定平均必要量，推奨量，目安量，目標量，上限量が設けられた．「推定平均必要量」は日本人の必要量の平均値を推定し，その50％が必要量を満たすと推定される1日の摂取量である．「推奨量」「目安量」「目標量」については，日常の食生活においてバランスのとれた食事をとることにより満たすことが基本とされている．一方，「上限量」は過剰摂取による健康障害を起こすことのない栄養素摂取量の最大限であるが，通常の食品による食事で一時的にこの量を超えたからといって危惧するものではない．また，新たに飽和脂肪酸，n-6系脂肪酸，n-3系脂肪酸，コレステロール，炭水化物，食物繊維が新規項目として追加された．

表 4-5　成人病（生活習慣病）予防のための食生活指針

いろいろ食べて成人病（生活習慣病）予防
- 主食，主菜，副菜をそろえ，目標は1日30食品
- いろいろ食べても，食べ過ぎないように

日常生活は食事と運動のバランスで
- 食事はいつも腹八分目
- 運動十分で食事を楽しもう

減塩で高血圧と胃がん予防
- 塩からい食品を避け，食塩摂取は1日10g以下
- 調理の工夫で，無理なく減塩

脂肪を減らして心臓病予防
- 脂肪とコレステロール摂取を控えめに
- 動物性脂肪，植物油，魚油をバランス良く

生野菜，緑黄色野菜でがん予防
- 生野菜，緑黄色野菜を毎日の食卓に

表 4-6　新しい食生活指針　平成12（2000）年3月

○食事を楽しみましょう．
○1日の食事のリズムから，健やかな生活リズムを．
○主食，主菜，副菜を基本に，食事のバランスを．
○ごはんなどの穀類をしっかりと．
○野菜・果物，牛乳・乳製品，豆類，魚なども組み合わせて．
○食塩や脂肪は控えめに．
○適正体重を知り，日々の活動に見合った食事量を．
○食文化や地域の産物を活かし，ときには新しい料理も．
○調理や保存を上手にして無駄な廃

食物繊維で便秘・大腸がんを予防
・野菜,海藻をたっぷりと
カルシウムを十分とって丈夫な骨づくり
・骨粗しょう症の予防は青壮年期から
・カルシウムに富む牛乳,小魚,海藻を
甘い物はほどほどに
・糖分を控えて肥満を予防
禁煙,禁酒で健康長寿
・禁煙は百益あっても一害なし
・百薬の長アルコールも飲み方次第

棄を少なく.
○自分の食生活を見直してみましょう.

4.2.4 諸外国との比較

現在のところ全世界の食物の生産量と消費量のバランスをみると均等を保っていて食糧不足はないといってよい.しかし,図4-8に示すように地域によっては深刻な食糧問題をかかえている.

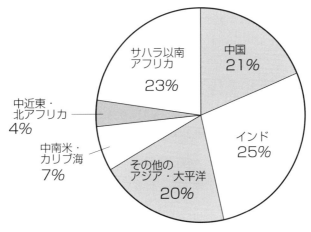

資料　FAO "Production Yearbook"

図 4-8　栄養不足人口(地域別の割合)

日本の場合,食生活が多様化し飽食の時代といわれて久しいが,供給熱量自給率の推移(図4-9)をみる限りでは,将来的には深刻な食糧問題に直面する要素を含んでいる.

また,既に述べたように,わが国の食習慣の推移からは脂肪の過剰摂取が危惧されているが,諸外国との比較では日本人の脂肪の摂取比率はほぼ適正と評価されている.それは欧米諸国の脂肪エネルギー比率が日本に比べ相対的に高いためである.マクガバン委員会(アメリカ)は日本人の食生活の健全性を認め,日本型食生活を理想とする提言を行っている.

このように,日本人の食生活が世界から理想として受け入れられたのは,日本の食形態

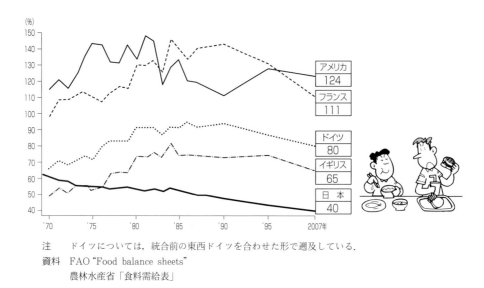

注　ドイツについては，統合前の東西ドイツを合わせた形で遡及している．
資料　FAO "Food balance sheets"
　　　農林水産省「食料需給表」

図 4-9　主要国の供給熱量自給率の推移

が米食型であることに基づいている．しかし，特に若い世代では，米食から粉食型に移り，伝統的な日本食形態も急速にくずれつつある．

4.2.5　肥　満
（1）　肥満の判定

　ヒトの体は水分，脂肪と固形成分（タンパク質，炭水化物，ミネラルなど）で構成されている．

　摂取が消費を超えた余剰エネルギーは，体脂肪として蓄えられる．肥満とは脂肪の体に占める割合（体脂肪率）が高い状態を示し，単に体重が標準より重い「過体重」とは区別される．

　肥満はメタボリックシンドローム（内臓脂肪症候群）の診断基準の1つであり，腹囲が男性85，女性90cm以上を指す．高血圧，高血糖，脂質異常症（高脂血症）あるいはHDLコレステロール低値のいずれかのリスクを有する場合は，脳卒中，あるいは心筋梗塞などの生活習慣病の発症に深く関わっていることから，肥満を防ぐことは健康管理の上で重要である．

　肥満の判定には体脂肪量を求める必要があるが，簡便法として身長別体重や肥瘦係数（表4-3）などで，「肥えているか痩せているか」の判定に用いられる（表4-8）．肥瘦係数のほとんどは身長と体重をもとに求められるので簡便ではあるが，筋肉が発達し，必ずしも脂肪量の多くない運動選手などが，誤って肥満と判定されることもある．

表 4-7 主な肥痩係数による肥満の判定方法

1. 標準体重による方法

$$肥満度(\%) = \frac{実測体重 - 標準体重^*}{標準体重^*} \times 100$$

* 標準体重の求め方

 * 1 BMI (Body Mass Index) による方法

 標準体重 = 身長^2(m) × 22

 * 2 Brocaの桂変法

 150cm未満：身長(cm) − 105

 150cm以上：(身長(cm) − 100) × 0.9

ほかに，松木，箕輪，厚生労働省，明治生命などから提唱されている標準体重表がある．

2. 体格指数による方法

$$Kaup指数(=BMI) = \frac{体重(kg)}{身長^2(m)}$$

$$Rohrer指数 = \frac{体重(kg) \times 10^7}{身長^3(cm)}$$

表 4-8 標準体重(身長(m)^2×22)による肥満度およびBMIからみた肥満の判定

判　定	肥満度(%)	BMI
や　　せ(低体重)	< −10	< 20
普　　通(普通体重)	≧ −10 < +10	≧ 20 < 24
やや肥満(過体重)	≧ +10 < +20	≧ 24 < 26.4
肥　　満(肥満体重)	≧ +20	≧ 26.4

そこで，正確な肥満の判定には体脂肪量の測定が必要となる．体脂肪量を求めるための方法には，水中での体重から身体密度を求めて算出する水中体重法，皮脂厚によるキャリパー法などがある．また，身体に微電流を流してその抵抗値から体脂肪量を推定するインピーダンス法による「脂肪計付き体重計」が，一般家庭にも普及しつつある．

(2) 肥満と健康

肥満は生活習慣病の発症に深く係わっているとされている．肥満のタイプには，脂肪の付着する体の部位によって，a)内臓脂肪型肥満と，b)皮下脂肪型肥満に分けられる．余分なエネルギーは脂肪組織に蓄積されるが，特に内臓脂肪が多くなると，正常な代謝に異常を起こしさまざまな病気のもとになる（表4-9）．

表 4-9 肥満がもととなって起こる主な病気

脳卒中	心筋梗塞	睡眠時無呼吸症候群
動脈硬化	高血圧症	痛風　インポテンツ
高血圧	脂肪肝	糖尿病
脂質異常症	月経不順	胆石症

BMI（Body Mass Index=W(kg)／H(m)^2）で過去50年間の日本人の肥痩度の推移をみると，年々，男性はすべての年齢でBMIが高くなっている．一方，女性ではあまり変化はみられないが，20歳代，30歳代のBMIは減少している（図4-10）．若い女性の細身願望を反映したものといえるが，無理なダイエットによって貧血症や拒食症を起こすなど，新たな健康問題も発生している．

また，BMIを年齢別，男女別で比較すると，男性では肥満の程度は20歳代に比べて30から50歳代で高くなるのに対して，女性では年齢とともに増加し，50歳代でピークとなる（図4-10）．

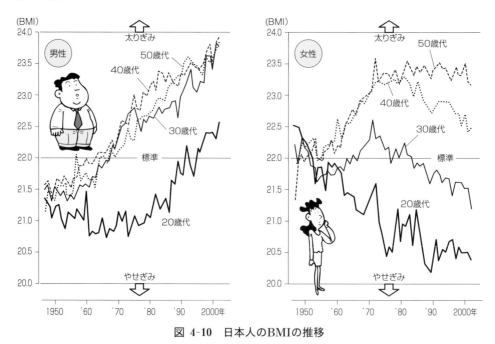

図 4-10　日本人のBMIの推移

4.3　休　養

4.3.1　休養とは

　休養という言葉は，一般的には「消極的な意味での身体的・精神的疲労や過労から回復するための安静な時間」と理解されることが多い．しかし，「健康づくりのための休養指針」（厚生労働省「アクティブ80ヘルスプラン」）では，休養は「休む」ことと「養う」こ

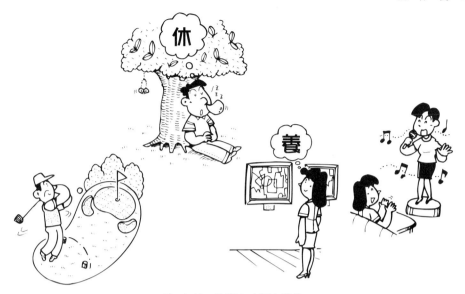

表 4-10 休養の分類と意義

分類	単位	養う内容	関連用語
休 息	秒	一連続作業と一連続作業との間に発生する自発休息の形をとること多し．作業負担回復に最も重要な意義をもつ．	息抜き（テクノストレス）
休 憩	分	所定労働時間内に生理的作業曲線低下を回復させる．	一服，リラクセーション，オフィスアメニティー
私的時間	時間	拘束時間外で翌日の労働力再生産に使われる．この時間に栄養・運動も行われるが文化的な時間にも使われる．	レクリエーション，レジャー，睡眠，リラクセーション
週 休	日	週間中の疲労負債の回復，対人関係修復，人生設計に必要な素養の備蓄	カルチャー，レジャー
休 暇	週・月	将来の人生設計の準備・素養の備蓄，心身調整，家族機能調整，パーソナリティー発展の促進，自己実現・自己発見	保護，リゾート

（休養のあり方に関する研究班報告書「真の休養をめざして」より引用）

との二つの要素により構成されるとしている．すなわち，「休」は主に心身の疲労を回復することを目的とし，例えば疲れたら横になって体を休めて疲れをとるような，消極的，受動的な休みとしての休養である．これに対して「養」は健康の潜在能力を高め，健康増進を図るもので，心の糧となる活動などを通じて生きがいやライフスタイルの創造といった，自己実現を目指した積極的，能動的な行動を伴う休養である．

ストレスや疲労からの回復に「休」が重要であることは当然であるが，より積極的に自己実現のための活動を行う「養」も，精神的疲労やストレスを積極的に解消するためにも重要である．特に，高齢化が進んでいるわが国においては，子育てが終了したり，退職したのちの人生を，いかに充実して過ごすかということが，心身の健康のためだけではなく，

生活の質（QOL）を維持増進していくために重要な課題である．その意味では，今後，休養における「養」の要素の重要性がますます大きくなると考えられる．

休養を「時間の単位」によって分類すると，表4-10のようになる．

休養は秒を単位とする休息，分を単位とする休憩，時間単位の私的時間，日の単位の週休，週や月単位の休暇に分けられるが，それぞれの時間において期待される「休」や「養」の内容も異なる．また，一般的には，時間が短い休息や休憩には「休」の要素が強く，時間的に長い週休や休暇では「養」の要素が強くなってくる．

睡眠は，休養の最も重要な要因の一つであり，適切な睡眠は，疲労やストレスからの回復のために不可欠である．良い睡眠か否かは，睡眠時間ばかりでなく，内容（質）についても考慮しなければならない．

日本人の成人の睡眠時間は概ね7時間程度であるが，個人差が大きい．健康と睡眠時間との関係では，時間の長さはそれほど重要ではなく，むしろ一定の時間帯に一定の睡眠時間をとること，つまり規則正しい睡眠をとることが重要だといわれている．したがって，習慣的にとっている睡眠時間が，その人にとって最も適した睡眠時間といえる．習慣的な睡眠時間の長さを変更すると，変更した状態に慣れるまでに数カ月必要といわれる．

効果的に睡眠をとるためには，睡眠の内容（質）も重要な要素である．睡眠期は，脳が休む時間帯（ノンレム睡眠期）と，身体が休む時間帯（レム睡眠期）に別れており，さらにノンレム睡眠期は睡眠の深さにより4段階に分けられている（図4-11参照）．

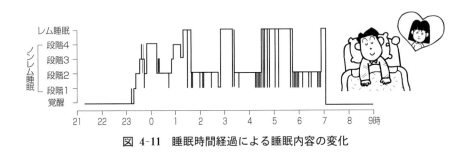

図 4-11　睡眠時間経過による睡眠内容の変化

睡眠には，このような睡眠の諸相が，一定の周期で出現しており，疲労やストレスからの回復にはこの睡眠の内容が重要である．睡眠時間の短さや開始時間のずれ，騒音などの睡眠環境の悪さ，睡眠前の深酒などは正常な睡眠周期の出現を阻害し，睡眠の質を低下させる．

4.3.2　休養の取り方

厚生労働省が公表した「健康づくりのための休養指針」は，効果的に休養を取得するために，表4-11に示したように「生活リズム」「時間的要素」「空間的要素」「社会的要素」の四つの柱より構成されている．

表 4-11 健康づくりのための休養指針

1. 生活にリズムを
- 早めに気付こう，自分のストレスに
- 睡眠は気持ちよい目覚めがバロメーター
- 入浴で，からだもこころもリフレッシュ
- 旅に出かけて，こころの切り替えを
- 休養と仕事のバランスで能率アップと過労防止

2. ゆとり時間でみのりある休養を
- 1日30分，自分の時間を見つけよう
- 活かそう休暇を，真の休養に
- ゆとりの中に，楽しみや生きがいを

3. 生活の中にオアシスを
- 身近な中にもいこいの大切さ
- 食事空間にもバラエティーを
- 自然とのふれあいで感じよう，健康の息ぶきを

4. 出会いときずなで豊かな人生を
- 見出そう，楽しく無理のない社会参加
- きずなの中で育むクリエイティブ・ライフ

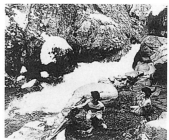

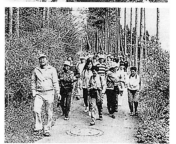

1. 生活にリズムを

　生活にリズムをもたせることは，生活にメリハリを与え，健康的な生活の源泉となります．睡眠時間，食事時間，自由時間などの生活時間にリズムが失われているようであれば，リズムを戻し，その中に休養も取り入れる努力をしよう．

　※早めに気付こう，自分のストレスに
- 生活のリズムが乱れていると，疲労やストレスは気付かぬうちに忍び込みやすい．
- 精神的ストレスは悩みや葛藤のみならず，仕事への集中や対人関係での緊張が続くことなどによって起こる場合もあり，そのようなストレスに気付き，うまくコントロールしていくことが大切である．

　※睡眠は気持ちよい目覚めがバロメーター
- 睡眠時間は個人差や年齢差が大きいため，一律に何時間が適当であるということはできないが，気持ちよく目覚めるためには，時間的には少なくとも6時間の睡眠が標準的とされており，質の高い睡眠をとることが重要である．
- 睡眠の質の高さは，例えば，起きた時の目覚めのすっきりさの他に，入眠の早さや途中で目が覚めないといったことでとらえる．質の高い睡眠がとれていれば，6時間以下の睡眠であっても問題のない場合もある．

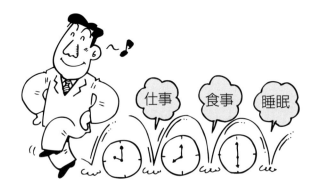

- 睡眠時間は長ければよいというものではなく，また，日によって睡眠時間や就床，起床時間が大きく変わることは，生体のリズムを乱すという意味で好ましくない．

※入浴で，からだもこころもリフレッシュ
- 入浴には，心身の疲労や緊張をときほぐしたり，血流，リンパ液の循環や代謝機能を促進する効果がある．
- 年齢や身体状況に応じて入浴を上手に活用しよう．

※旅に出かけて，こころの切り替えを
- ときには日常性から離れて旅行に出かけるなど，こころの切り替えを図ることも，能動的な休養の一つである．

※休養と仕事のバランスで能率アップと過労防止
- 仕事に見合った休養をバランスよく取ることが，過労防止のためばかりではなく，能率よく働くためにも重要である．

2. ゆとりの時間でみのりある休養を

休養は，自分にとって無理がなく長続きするものを工夫しながら作り上げていくことが大切である．

※1日30分，自分の時間を見つけよう
- 1日30分ほどでもいいから自分の時間を作って，読書や音楽を聴くなど，のんびりとしたひとときを過ごそう．

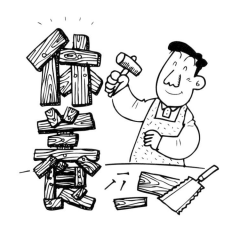

※活かそう休暇を，真の休養に
- 休日や休暇の時には，疲れを十分とった上で，趣味や余暇活動など自分なりのゆったりとした休養にあてよう．
- 長めの休暇を取り，日常の健康状態をチェックしたり，あるいは保養地などの健康増進施設において健康づくりのための運動などを体験したりすることも休養となる．

※ゆとりの中に，楽しみや生きがいを
- 自分なりの楽しみや生きがいを持っておくと，こころの切り替えがしやすく，ストレスの解消を図りやすい．ふだんからゆとりの気持ちを育んでおこう．

3. 生活の中にオアシスを

日々の生活を健康で豊かな活力あるものに作り上げていくために，自分を取り巻く環境にもこころを注ぎ，潤いのあるオアシスづくりを心がける．

※身近な中にもいこいの大切さ
- 毎日の生活にどこか殺風景で潤いがないと感じたら，何か心地好いと感じる感覚的要素などを生活の中に工夫してみて，手軽に気楽にリラックスできるようなオアシスづくりをしてみよう．
- 近くの公園など身近な場所も見つめ直し，よりよいいこいの空間として活用しよう．

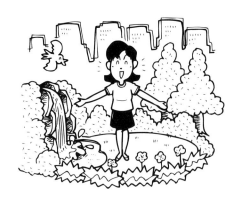

※食事空間にもバラエティーを
- ふだん何気なく囲む家庭の食卓に花などを添えてみたり，気分を変えてレストランなどで楽しく食事をしたり，あるいは自然の空気を浴びながらアウトドアで食事をするなど食事のひとときを取り巻く雰囲気や環境に変化をもたせて食事を楽しもう．

※自然とのふれあいで感じよう，健康のいぶきを
- ときにはいつも目にしている景色や環境から離れて，山や海あるいは動物など自然とのふれあいを大切にしよう．

4. 出会いときずなで豊かな人生を

新たな出会いやさまざまなきずなは，自己の社会的活用を再発見し，養う契機ともなるものであり，大切にしたい．

※見出そう，楽しく無理のない社会参加
- 社会活動に主体的に関与して，さまざまなコミュニケーションを図っていくことも，能動的休養の大切な要素です．義務感から参加するのではなく，無理のない楽しい参加が基本であることはいうまでもない．
- 例えば，ボランティア活動，サークル活動などふだんの仕事の人間関係とは違うコミュニケーションへの主体的な係わりがある．

※きずなの中で育むクリエイティブ・ライフ
- さまざまな社会活動に関与していくことはもちろん，日常の人との交流にも主体的にかかわっていくことで，より豊かなクリエイティブ・ライフが築かれるものだ．
- 個人の生活基盤である家庭においても，地域や学校生活などを通じた家庭内のきずなも主体的に築き上げよう．

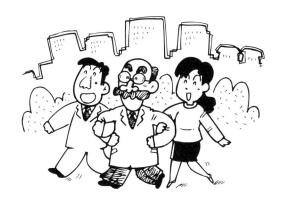

　健康づくりのための休養は，ぼんやりと時間を過ごすことが効果的な場合もあるが，積極的に活動（保養活動）を行う方が効果的であることが多い．どのような活動をするかは，そのときのストレスや過労の大きさ，それまでの時間の過ごし方，本人の嗜好などによって異なるべきである．以下に，積極的な保養活動の例を示す．

- *a*. 栄養：栄養指導教室，自然食材の収集，戸外を含めた調理・会食など
- *b*. 運動：歩行，ジョギング，体操，エアロビクス体操，ハイキング，サイクリング，水泳，サッカーやバレーボールなどの球技スポーツなど
- *c*. 自然とのふれあい：森林浴，海浜浴，日光浴，バードウォッチング，天体観測など
- *d*. 社会活動：福祉あるいはスポーツ指導などのボランティア活動，サークル活動など
- *e*. 趣味・文化活動：絵画・音楽鑑賞，読書，釣り，手芸，工芸，生花，園芸，囲碁・将棋，カラオケなど
- *f*. 入浴：各種の温泉，サウナ，ジャグジーバスなど

　これらの保養活動は，一人で楽しんだり集団で楽しむなど適当に織り交ぜることが大切である．人との交流は，時としてストレスになることもあるが，社会生活を営む機会を通じて人との交流の仕方を体験し，新しい考えや人生観などを知り，あるいは心の通じ合う友人を得ることも大切なことである．

4.3.3 休養による健康づくり対策

健康づくりのための休養を普及するためには，以下の方策が実施されなければならない．

- *a*. 休養の意義や重要性についての啓発活動：健康教育や健康指導，マスコミやパンフレットなどを利用した情報提供，体験的休養の取得など
- *b*. 休養に必要な時間の確保：労働時間の短縮，週休2日制や長期休暇制度の導入，健康休暇制度の定着など
- *c*. 休養に必要な場所，施設の確保：職場内の休憩室整備，都市公園や運動施設の整備，キャンプ場や自然公園・遊歩道など自然と親しむ施設の整備など
- *d*. 移動手段の整備：公共交通手段の充実，道路の整備，ロープウエーなどのアクセス

e. コストの低減：交通や宿泊，施設利用などの料金適正化など
f. 効果的休養取得のための情報提供：保養活動の指導，マスコミやパンフレットなどを利用した情報提供など

4.4 飲酒と喫煙

4.4.1 飲　酒
（1） 酒とアルコール

酒類の主体はアルコールである．そこで，人々は，酒とアルコールは同意語として用いている．飲用に用いられる酒に含まれるアルコールはエチルアルコール（エタノール）である．アルコールは無色透明で水に溶けやすい．口から入ったアルコールは口腔から食道，胃，小腸，大腸に至るまですべての消化管で吸収される．

アルコールの主な特徴は①中枢神経系抑制作用などの薬理作用を有すること，②1g5〜7 kcalのカロリー源であること，③大部分が肝臓で処理（酸化）されること，などである．アルコールは胃から10〜20％吸収され，大部分（80％以上）は小腸から吸収され肝臓にはいる．肝臓に入ったアルコールの代謝経路は主として図4-12に示すようにAとBコースの二つある．

飲酒量の少ないうちは80％のアルコールがAコースで処理され，アルコールを解毒しな

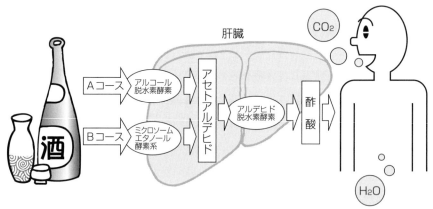

図 4-12　アルコールの主な代謝経路

がら有効エネルギーを産生する．ところが飲酒量が増加してくると摂取したアルコールはBコースの代謝経路によって処理されるが，摂取したアルコール処理に見合うだけの酵素が産生されず，円滑な代謝が起こらなくなる．

（2） 飲酒と健康

一般に，アルコールは肝臓で優先的に処理されるので，大量摂取時にはアルコール処理のために，本来の肝臓の働きの90％が抑制されるといわれる．このことから長期間にわたっ

て，多量に飲酒しつづけると脂肪肝，肝臓腫大，肝線維症，アルコール性肝炎などから，肝硬変あるいは肝がんを起こす危険性が高くなる．

　肝臓で処理できなかったアルコールは，血液とともに全身を回り膵臓に炎症を起こしたり，心筋症，不整脈，高血圧などの原因にもなり得る．また，造血細胞が傷つけられ赤血球が減少したり，ビタミンの代謝障害を起こす．特にビタミンB_1欠乏症はウエルニッケ・コルサコフ症を発症し，ビタミンB_6，C，Dなどの吸収阻害が懸念されている．妊娠中には本人・胎児にとってもきわめて有害である．

　また，一気飲みに代表される急性アルコール中毒は，第二段階や第三段階の酔いを自覚

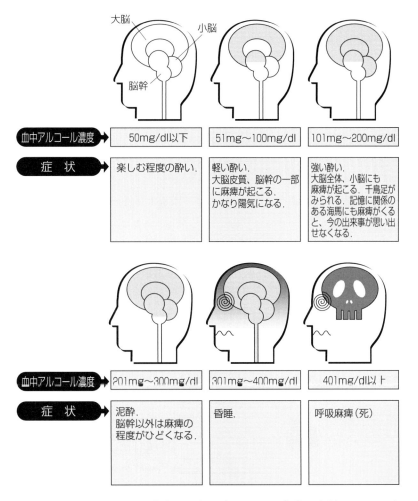

する間もなく，血中のアルコール濃度が一気に上がるので非常に危険であり，時には死につながる．

　脳に対するアルコールの害は，急性の麻痺だけではなく，大脳や小脳，脳幹，脊髄，末梢神経などに障害を与え，慢性の神経障害を起こす．

　一方，酒は「百薬の長」ともいわれるように，適量の飲酒をたしなむ人は長生きするという報告もみられる．適量飲酒することによって，血管壁に沈着した脂肪を排除する働き

をもつHDLコレステロールを上昇させたり，心筋梗塞の原因となる血液の凝集を抑える作用が増強される．さらに，ストレスの軽減などは健康にとってプラスの効果といえる．

では，適量とはどの程度か？ その目安は，ほろ酔い気分を楽しむ程度であり，肝臓の処理能力以内が望ましい．

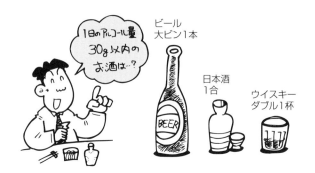

成人の肝臓のアルコール処理能力は体重1kg当たり，1時間100mgといわれるので，体重60kgの人であれば1時間に6gのアルコールが酸化されることになる．日本酒1合に26gのアルコールが含まれるので，この日本酒1合のアルコール処理に約4時間を要することになる．

一般的には，実際の飲酒量としては，アルコール量1日30g以内，または1週間に200g以内が適量であるといわれている．例えば，5％のアルコール含量のビールを600mL飲めばアルコール量は30gとなる．同じく25％の焼酎100mL飲めば25gに相当する．同様に，日本酒1合，ウイスキーダブル1杯，ビール大瓶1本がおおむねアルコール30gに相当する．

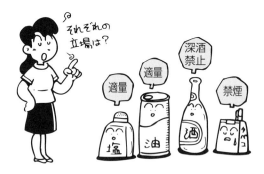

しかし，また飲み方や飲むときの心身の影響にも左右されることが多い．また，酒に対する酵素の働きは人それぞれに異なり，個人差が大きいので，自分のアルコールに対する適量を知ることが大切である．

4.4.2 喫 煙
(1) たばことたばこ煙

喫煙用に供されるたばこは，ナス科植物ニコチアナ属のニコチアナ・タバクム (*Nicotiana tabacum* L.) でニコチン，ノルニコチンなどを含む．喫煙用のたばこは，形態などによって，紙巻きたばこ（シガレット），シガー（葉巻たばこ），パイプたばこ，刻みたばこがある．このうち，シガレットの生産・消費量が最も大きい．

たばこ煙は，喫煙時にたばこを通過して口腔内に入る主流煙，口腔より吐き出される呼出煙，火のついたたばこ（点火部）から出る副流煙に分けられる．

たばこ煙中の物質は口腔，気道，胃，肺胞などの粘膜に吸収されるが，特に肺胞が最も多い．肺胞などで吸収されたニコチンは血液によって運ばれ，すべての器官に分布し，急性および慢性的な影響を及ぼす．

たばこの煙の中にはニコチン，一酸化炭素，シアン化水素をはじめとしてアセトアルデヒド，フェノール，農薬類，重金属類など分かっているだけでも4000種以上のさまざまな有害物質が含まれている．その中でもニコチンは「ニコチン依存症」といわれる「薬物依存症」を引き起こすことが知られている．また，ベンゾピレンなど60種以上の化学物質は発がん性物質，発がん促進物質が含まれている．

(2) 喫煙と健康

「百害あって一利なし」といわれているたばこは，さまざまな病気の原因となり得る．喫煙は，大規模な追跡調査によって，肺がんだけでなく，ほとんどの部位のがんや循環器疾患，慢性呼吸器疾患，消化器疾患などの発症の危険因子であることが分かり，たばこ病との表現が広く認識されるようになった．

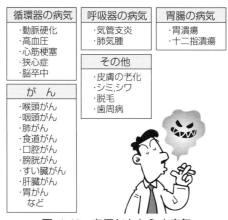

図 4-13 喫煙がもたらす病気

次の標語は広島県医師会が昭和47（1972）年から展開している禁煙教育・運動の一環として出版した「タバコやめますか人間やめますか」の本の目次からまとめたものである（著者一部改変）．

表 4-12 「タバコやめますか人間やめますか」

- タバコ2本で頭の働きは1割も低下する．
- タバコがストレスを解消するというのは錯覚．
- タバコは"猛毒のカンヅメ"．
- 肺がんだけではないタバコの害．
- タバコは"動く昇圧剤"．
- タバコは"悪玉"の味方をする"ならず者"．
- ニコチン，ストレスは胃の最悪コンビ．
- タバコは，美容の大敵．
- お母さんのタバコに，胎児が泣いている．
- 自分だけではない，周囲の人の健康も脅かす．

たばこは健康を破壊し，その量によっては死に至るにもかかわらず，個人の嗜好の問題で片づけられてきた．

本人が喫煙する煙（主流煙）に比べ，たばこから発生する煙（副流煙）の方が高濃度に有害物質が含まれていることから「分煙」の必要性が強調されるなど，嫌煙権を主張する運動も世界的な拡がりをみている．日本も遅まきながら，分煙対策の推進を図るようになった（p.55を参照）．

さまざまな禁煙運動が行われているにもかかわらず，喫煙が起こす健康被害は増加する傾向にあり，現在，世界で約500万人の人がタバコによって亡くなり，このままの傾向が続くと，2020〜2030年前半には現在の倍の1000万人の死者がでると予測されている（図4-14）．

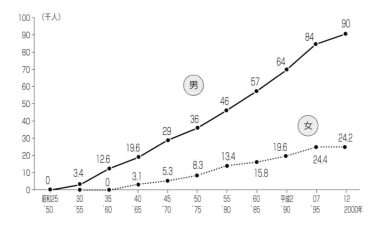

資料　厚生労働省「最新たばこ情報」

図 4-14　日本におけるタバコによる死亡数

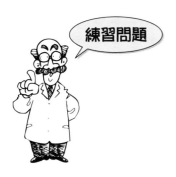

1. 運動不足の健康への影響について述べなさい．

2. 運動による健康づくりで注意すべき事項について述べなさい．

3. 肥満と健康との関係について述べなさい．

4. 休養を時間の長さで分類し，それぞれの役割を述べなさい．

5. レム睡眠とノンレム睡眠について説明しなさい．

6. 「健康づくりのための休養」とはどういう概念か説明しなさい．

7. あなたの毎日の食生活を振り返って，不足の栄養素あるいは過剰の栄養素がないかどうか考えてみよう．

8. あなたはタバコを吸っていますか？ もし，そうだとしたらこの本を読んでみてタバコを止めようとは思いませんか？

第5章　健康管理の方法

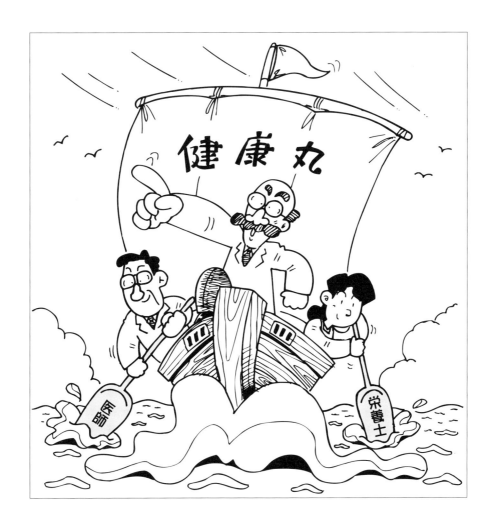

　健康管理とは，疾病の発症を予防するための一次予防活動（健康増進と特異的予防），疾病の早期発見・治療を目的とした二次予防活動，疾病の悪化予防，リハビリテーションのための三次予防活動を通じて，心身が健やかで社会的にも豊かな生活を実現するための諸活動のことである．個人レベルでの活動，集団での活動，地域や国家の活動などがある．広い意味では（広義の健康管理），保健・医療制度の充実や上下水道の整備，運動施設の充実などの環境整備活動も含んだ概念であるが，狭い意味（狭義の健康管理）では，生活習慣の改善や疾病の早期発見・治療活動，リハビリテーションなど個人の健康に直接的に係わりの深い活動の意味で用いられる．

　本章においては，健康管理の目的，方法に関する基礎的な知識を解説するとともに，地域や学校，職域における健康管理活動の実情について紹介する．

5.1 健康管理について

　健康管理活動の内容は，健康の概念と密接に関係しており，健康概念が異なった地域や時代では，健康管理活動の内容も当然異なってくる．例えば，悪霊により疾病が発生すると信じられていた時代には，祈禱などによる悪霊払いは重要な健康管理活動の一つであったといえる．現代のわが国においては，疾病の原因は，生物学的，物理・化学的，さらには社会・文化的な環境と主体要因との相互関係によって発生すると考えられており，健康管理活動には，これらの要因に対するさまざまな活動が，総合的に展開されている．

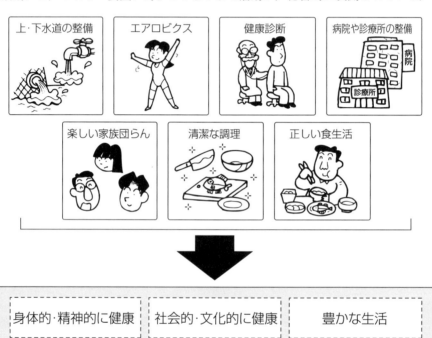

　なお，健康管理の「管理」という言葉には，「品質管理」や「管理者」という言葉のように，知識や技術を持ったものが，「あるもの」を良い状態に保っておくという意味合いが含まれている．つまり，管理する者と管理される者あるいは物があり，管理される側は受動的な立場に置かれている．健康管理においても従来は，医師や栄養士などが健康上の問題を指摘し，正しい生活習慣などの対処法を教え守らせるという専門家主体の活動が行われていた．しかし，生活習慣の変容など日常的な活動が必要な場合には，本人が健康上の問題解決に主体的に取り組むことが不可欠であると考えられている．したがって，健康管理活動の内容は，本人が健康上の問題を正しく認識し，解決策を決定し，実践することになる．専門家の役割は，健康状態の評価や健康に関する情報の提供，専門家的立場からのアドバイスなどにより自主的な活動を支援することである．その意味において，「健康支援」という言葉も使われている．

5.1.1 健康管理の目的

健康管理の目的は，前述のごとく，人々の身体的，精神的，そして社会的にも豊かな生活を実現することである．もう少し具体的に健康管理の目的を理解するために，「健康状態の坂道と荷車」との関係での位置を知り，さらに，解説する．

健康管理の目的は，この図の荷車を，できる限り坂道の上に登らせる，あるいは高い位置にとどめておくことである．そのためには，以下に示すようなさまざまな活動が総合的に行われなければならない．

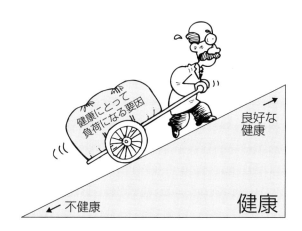

坂道における荷車の位置を把握すること 「坂道における荷車の位置＝現在の健康レベル」を正しく把握することは，健康管理活動の出発点である．健康診断や人間ドックは健康レベルを把握するための有力な手段である．これらの方法により，疾病であるかないかなどの健康状態の大まかなレベルや疾病の重篤さなどは把握できるが，健康状態の良さの程度など「健康レベルの詳細＝坂道における荷車の正確な位置」の把握は困難である．健康管理上重要なことは，健康状態の変化を知ることである．以前に比べて，「健康状態が良くなっているのか悪化しているのか＝荷車の位置が上がっているのか下がっているのか」を知ることが重要である．そのためには，健康診断や人間ドックを継続的に受診し，現在の健康状態を過去の記録と比較する必要がある．

本人の特質を把握すること 性や年齢，体格などのほか，家族歴などを参考にして先天性疾患，糖尿病や高血圧，がんなどに関連した遺伝素因などを把握する．最近は，分子遺伝子学の発達などにより，遺伝的要因の把握が疾患発症に関連する遺伝子構造を検査することによって可能になりつつある．しかし，健康管理活動で遺伝子検査を使用することには，プライバシーや倫理上の問題など未解決な問題点も多い．

荷物の内容と重さを把握すること 「荷車の荷物の内容＝健康にとって負荷となる要因」を知ることは，より良い健康状態を確保するための活動の基本となる．荷物の内容には，運動や栄養，休養などの生活習慣，労働条件や作業の内容，公害などの有害環境，上下水道や医療機関，保健医療制度などの社会環境などが含まれる．健康を維持・増進するため

の活動プランを作成する際には，健康管理の対象となる個人や集団について，荷物の内容と，それらが健康に及ぼす影響の大きさを評価し，実施可能性も考慮しつつ改善の優先順位を決めることが重要である．

5.1.2　健康管理でのリスク・アセスメント

健康管理の対象となる個人あるいは集団について，健康状態に影響を及ぼす諸要因関与の程度を評価することをリスク・アセスメントと呼ぶ．リスク・アセスメントを行うためには，個人あるいは集団の健康に関する特性，環境要因を把握することとともに，それらの要因が健康に及ぼす影響についての疫学的な情報が必要である．

健康障害の原因が複雑化している現代において，健康管理活動を効果的かつ効率良く行うためには，リスク・アセスメントに基づいて，改善策の実施優先順位を的確に行うことが求められている．

5.1.3　集団健診

集団健診（集団健康診断）は，わが国の地域保健，学校保健，産業保健のいずれの分野においても健康管理の中心的活動であった．結核が最も重要な疾患であった時代には，疾病の早期発見を目的とした健康診断が実施されていたが，生活習慣病などの慢性疾患が健康管理の主要課題となってからは，疾病の早期発見という目的に加えて，対象集団や個人の健康情報など，効果的な健康管理活動を行うための情報を収集する場，あるいは健康教育を行う場としての目的が重視されている（表5-1参照）．なお，わが国においては，生活習慣などの情報収集や健康教育を主目的とした集団健診は，健康診断に変えて健康診査という言葉が用いられる場合もある．

表 5-1　集団健診の目的

- 個人の健康状態の継続的な把握
- 個人の健康状態や生活習慣などの問題点の発見と指導
- 疾病の早期発見と早期治療
- 集団的な評価による集団が持つ健康上の問題点の把握
- 環境要因の改善点の発見
- 実施された健康管理活動の評価など

集団健診において，疾病の疑いのあるものを選び出すことをふるい分け（スクリーニング）という．スクリーニングの対象とする疾患は，発見することにより有効な対策が実施できるものを設定する．また，スクリーニングのための検査項目の選定には，以下の事項を考慮する．

　a．スクリーニングの目的とする疾患の有無を判断できる必要最小限の項目を選ぶこと．

b. 検査法が簡便で実施が容易なこと．
c. 検査誤差が少ないこと．
d. 受診者への危険性や苦痛，負担がない，あるいは少ないこと．
e. 検査の費用が安いこと．

なお，スクリーニングは100パーセント正確に行うことは不可能であり，何パーセントかは，疾病を有しているものが検査で陰性になること（偽陰性，false negative）や，疾病を有していないものが検査で陽性になること（偽陽性，false positive）が起きる．偽陽性や偽陰性の率はふるい分け水準（スクリーニング・レベル）によって決定されるが，同一の検査項目（群）を用いる場合には，偽陰性率を低くすれば偽陽性率は高くなる．一般的には，目的とする疾患が健康にとって重大な影響を及ぼす場合には，スクリーニング・レベルを偽陰性が少なくする方向で設定する．しかし，その際留意すべきことは，その疾患に罹患していないのに罹患している可能性を指摘されるもの（偽陽性者）が多くなるということである．罹患を確定するための二次検査を実施するための費用や使用した施設が無駄になることや，罹患を疑われた受診者の精神的負担などを考慮すれば，偽陽性者が多くなることも疾病を見逃すこと以上に重大な問題であることを認識しておかなければならない（図5-1）．

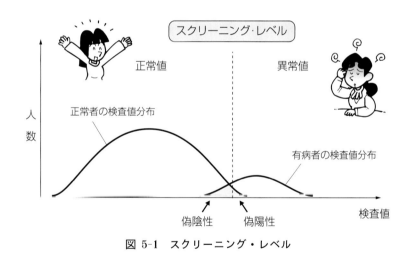

図 5-1　スクリーニング・レベル

5.1.4　スクリーニングの効果判定

スクリーニングは有限の人材，時間，予算を効率よく利用し，健康管理を効果的に行うために不可欠な過程であるが，その正確性や有効性を評価するためにいくつかの指標がある．センシティビティ（sensitivity＝敏感度，感度）とスペシフィシティ（specificity＝特異度）は最もよく用いられる指標の一つである．

センシティビティは，本当に病気を有している者のうち，スクリーニングで陽性（異常）と判定される者の割合である．スペシフィシティは，病気を有していない者で，ふる

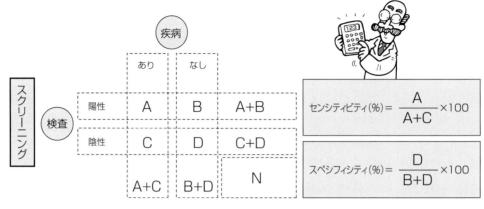

図 5-2　センシティビティとスペシフィシティ

い分けで陰性（正常）と判定される者の割合である（図5-2参照）．単純に考えると，病気を有している者は，スクリーニングですべて陽性（異常）（センシティビティが100％）となるようにスクリーニング・レベルを設定すれば良いと考えられる．しかし，同一の検査で，センシティビティを上げようとすると，病気を有していないにもかかわらず，スクリーニングで陽性（異常）と判定される者の割合が上昇する．逆の表現をすれば，病気を有していない者が陰性と判定される率（スペシフィシティ）が低下する．

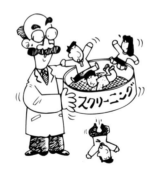

　センシティビティとスペシフィシティの高低は，スクリーニング・レベルをどこに設定するかによって決まり，一般的にいって，センシティビティが高くなるとスペシフィシティは低下する．したがって，対象とする疾患の重大性やその集団で予測される罹患率などを考慮して，スクリーニング・レベルを決定しなければならない．疾病が死をもたらす危険性の大きい"がん"のスクリーニングでは，高血圧などの場合に比べ，罹患者をできる限り見逃さない（センシティビティを上昇させる）方向でふるい分け水準が設定される．

5.1.5　健康教育の必要性

　健康に関する知識を普及するとともに，健康増進活動の必要性を認識させ活動の動機付けをするための活動を健康教育という．健康教育は，マスコミなどを利用し，不特定多数

を対象に実施するもの，特定共通性を持ったものの集団（地域や職場集団，妊婦，高血圧患者，喫煙者など）を対象にして実施する集団教育，個人を対象に面接や書面などで行う個人教育などに分けられる．また，教育の内容により，成人病教育，喫煙教育，性教育などと分けることもできる．

健康教育に類似した用語に，保健学習や健康相談，保健指導などの用語がある．保健学習は，対象者が健康増進活動などに関した知識や技術を自主的に獲得するための活動のことであり，自主的な生活習慣改善活動が健康管理上の重要な課題となっているわが国では，その重要性が増大している．

健康相談は，特定の健康上の問題意識を持ったものが，健康問題に関連した情報や助言，指示を医師や保健師，栄養士などの専門家に求めることをいう．保健指導の主体は専門家であり，専門家が認識した健康上の問題点について対象者に情報や助言，指示を与える活動をいう．

5.1.6 健康管理活動でのプライバシー保護

健康管理活動を展開するためには個人の生活や健康情報の収集が不可欠であるが，これらの情報の取り扱いに際しては，プライバシーの保護に十分配慮しなければならない．

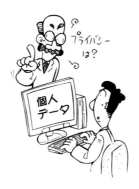

個人の健康情報を興味本位で他人に話すことは論外であるが，当人の健康上の問題を解決するために必要との考えで，福祉関係者や会社の同僚，隣人，直接的な係わり合いになかった保健・医療関係者などに協力を求めたりする場合にも，プライバシーに対する配慮が必要である．

一方，健康管理を効率的に展開するためには，対象者の健康状態，場合によっては生活習慣や性格などの情報を伝え，対象者を取り巻く人々の協力を得る必要が生じることが多い．その場合に，個人の情報をどこまで伝えて協力を要請するかが大きな問題である．個人に属する情報を他の人に伝える場合には，本人にその必要性，伝える情報の内容を説明し，同意を得た上で行うことが基本である．

わが国の健康管理活動においては，欧米諸国に比べプライバシーの保護という視点が少

ないとの批判がある．

　平成17（2005）年に個人情報保護法が施行された．これは，特定の個人を識別できる氏名，住所，職業，年齢，電話番号，生年月日の個人情報を事業者が適切に扱う取り扱い方法を定めた法律である．

　個人情報保護法では，保健医療分野は特に個人情報の適正な取り扱いが必要とされる分野として，各保健医療機関等で積極的な取り組みを求めている．個人情報保護法と厚生労働省が発表しているガイドラインでの対象事業者は，次の通りである．

　1．　病院，診療所，助産所，薬局，訪問看護ステーション等の患者に対し直接医療を提供する事業者（以下「医療機関等」という.）

　2．　介護保険法に規定する居宅サービス事業，居宅介護支援事業及び介護保険施設を経営する事業，老人福祉法に規定する老人居宅生活支援事業及び老人福祉施設を経営する事業その他高齢者福祉サービス事業を行う者（以下「介護関係事業者」という.）

　医療機関における個人情報には診療録，処方せん，手術記録，助産録，看護記録，検査所見記録，エックス線写真，紹介状，退院した患者に係る入院期間中の診療経過の要約，調剤録である．また，介護関係事業者における個人情報としては，ケアプラン，介護サービス提供にかかる計画，提供したサービス内容等，事故の状況等の記録等である．

　個人情報の目的外利用や個人データの第三者提供をする場合は，原則として本人の同意を得ることが求められる．また，病態によっては治療を進める上で，本人だけでなく家族等の同意を必要とする場合もある．

5.2　地域の健康管理

　地域の健康管理は地域保健として，保健所を中心として推進されている．地域保健の強化のために従来の「保健所法」を廃して，平成6（1994）年に「地域保健法」が成立した．

　その背景として，急激な人口の高齢化と出生率の低下，疾病構造の変化があり，地域住民のニーズの多様化への対応，サービスの受け手である生活者の立場を重視した地域保健へのあらたな体系を構築する必要にせまられたからである．この実施に当たっては，時間の猶予が与えられており，最終的には平成9（1997）年度以降に都道府県から市町村や保健所設置市に対して権限の移譲がされている．特に母子保健法や児童福祉法による母子保健サービス提供の主体を原則として市町村に一元化することが盛り込まれている．

5.2.1　行政組織からみた健康管理
（1）　保健所の概要

　平成6（1994）年に制定された地域保健法において，保健所に関する規定が整備され，都道府県が設置する保健所を地域保健の拠点として機能を強化するとともに，保健・医療・

福祉の連携の促進を図る観点から保健所の所管区域を見直し，整備することとされた．それを受けて以降，保健所の集約化が急速に進み，平成 6（1994）年 3 月に848カ所であった保健所が令和 5（2023）年 4 月現在で，都道府県立352，政令市（66市）立87，特別区（23区）立23，合わせて468カ所に減少している．

保健所の業務（以下の事項に関するもの）：

1. 地域保健に関する思想の普及および向上
2. 人口動態統計その他地域保健に係わる統計
3. 栄養の改善および食品衛生
4. 住宅，上下水道，廃棄物処理などの環境衛生
5. 医事および薬事
6. 保健師
7. 公共医療事業の向上および増進
8. 母性・乳幼児および老人の保健
9. 歯科保健
10. 精神保健
11. 治療方法が確立していない疾病その他で長期療養者の保健
12. エイズ・結核・性病・伝染病その他の疾病の予防
13. 衛生上の試験および検査
14. その他住民の健康の保持増進

（2） 市町村保健センターの業務

厚生労働省は対人保健分野における保健需要に対応するため，昭和53（1978）年から市町村保健センターの整備を推進している．平成20（2008）年10月 1 日現在で2726カ所となっている．この市町村保健センターは地域住民に密着して対人保健サービスを行うための拠点であり，保健所のような行政機関としてでなく，市町村レベルの健康づくりを推進するための「場」として設置されたものである．

（3） 地方衛生研究所の活動

近年の医学や公衆衛生の分野における科学技術の進歩に伴って，衛生行政も科学技術の基盤が必要である．地方衛生研究所は地方衛生行政の技術的中核である．平成22（2010）年には77カ所が設置されている．

その業務は1.調査研究，2.試験検査，3.研修指導，4.公衆衛生情報等の収集解析・提供を行う機関である．昭和61（1986）年度から結核・感染症サーベイランスシステムが実施されている．平成 6（1994）年の指針（平成 9（1997）年設置要綱改正）では総合的な調査研究および関係者に対する研修を実施するものとされている．

5.2.2 法制度からみた健康管理
(1) 高齢者医療法

昭和58（1983）年2月に老人保健法が施行された．これは，疾病の予防，治療，機能訓練などに至る総合的な保健事業を実施するとともに，老人医療費を国民が公平に負担するため，公費と医療保険各法の保険者からの拠出金による負担方式を導入したものである．老人保健法の成立後も医療費が増嵩する中で，将来到来する超高齢化社会に備え，医療保険制度の安定した基盤づくりを目指して次々と改正が行われた．

平成20（2008）年4月から老人保健法の高齢者の医療の確保に関する法律（高齢者医療法）への改正に伴って新たな高齢者医療制度〔後期高齢者（75歳以上）を対象とした長寿医療制度（後期高齢者医療制度）と前期高齢者（65歳～74歳）の給付費に係る財政調整制度〕が創設された（図5-3）．

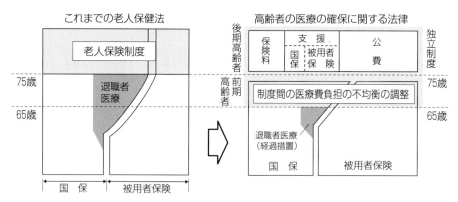

資料　厚生労働省2006年10月5日第1回社会医療審議会　後期高齢者の在り方に関する特別部会の資料

図 5-3　従来の老人保険制度と後期高齢者医療制度

現在，わが国の医療保険は被用者保険と国民健康保険および後期高齢者医療に大別されている．被用者保険は事業所に使用される者を被保険者とする健康保険，船員保険，共済組合であり，国民健康保険は一般地域居住者を被保険者とする市町村の国民健康保険が中心である．後期高齢者医療の受給対象者は，75歳以上の者と65歳以上75歳未満で後期高齢者医療広域連合により一定の障害状態にあると認定された者である．

医療保険は疾病，負傷，死亡，分娩などに対して保険者が保険給付を行う制度であり，医療給付は現物給付の形をとるのが原則である．後期高齢者医療の給付は都道府県ごとに設置された後期高齢者医療広域連合が行う（図5-4）．

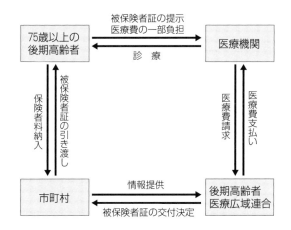

図 5-4　後期高齢者医療制度の仕組み

（2）　母子保健法

わが国の母子保健対策は，結婚前から妊娠，分娩周辺期，新生児，乳幼児期を通じて一貫した体系で進めることを意図して計画されている．その中心となるのが保健所における母子保健事業である．

（3）　精神保健および精神障害者福祉に関する法律（精神保健福祉法）

地域保健法によって精神保健を保健所の役割として，精神障害者の社会復帰対策のなかで市町村保健センターが身近な保健サービス提供の場として位置づけられている．

5.3　学校の健康管理

日本の教育制度では，小学校，中学校の9年間は国民が等しく学ぶことを義務づけられている．高等学校には90％以上の生徒が進学するので，国民の大半は12年以上にわたって学校教育を受けることになり，対象者数は約1400万人で国民の1/10近くを占める．その間の，生徒や教職員の健康管理，あるいは教育の一環として保健教育，指導が重要となる（表5-3）．

学校教育法では，生徒の健康の保持増進，健康診断の実施を義務づけており，また，具体的な健康診断の実施時期や項目などについては学校保健法によって詳しく定めている．

表 5-3 学校保健の領域・内容

学校保健	保健教育	保健学習	○体育科の保健領域(5年・6年),保健体育科の「保健分野」「科目保健」 ○関連教科における保健に関する知識
		道徳	
		保健指導	○学校活動・ホームルーム活動における保健指導 ○学校行事における保健指導 ○児童会活動・生徒会活動における保健指導 ○保健室や学級における個別指導 ○日常の学校生活における指導
	保健管理	対人管理 / 心身の管理	○健康観察 ○健康診断（保健調査） ○健康相談 ○要観察者の継続観察・指導 ○健康相談活動 ○疾病予防 ○伝染病予防 ○救急処置
		対人管理 / 生活の管理	○健康生活の実践状況の把握・規正 ○学校生活の管理 ・健康に適した日課表,時間割の編成 ・休憩時間中の遊びや運動 ・学校生活の情緒的雰囲気
		対物管理 / 学校環境の管理	○学校環境の衛生的管理 ・学校環境衛生検査（定期,日常）とその事後措置 ・施設設備の衛生管理 ○学校環境の美化など情操面への配慮 ・校舎内外の美化 ・学校環境の緑化 ・動物の飼育,植物の栽培
	組織活動		○教職員の協力体制（役割の明確化） ○家庭との連携 ○地域関係機関・団体との連携 ○学校保健委員会

5.3.1 健康管理

学校教育法（昭和22（1947）年制定）によれば，「この法律で，学校とは，幼稚園，小学校，中学校，高等学校，中等教育学校，特別支援学校，大学，及び高等専門学校とする．」（第1条）と定めている．また，同法第12条によれば，「学校においては，別に法律の定めるところにより，学生，生徒，児童及び幼児並びに職員の健康の保持増進を図るため，健康診断を行い，その他その保健に必要な措置を講じなければならない」とある．ここで，"別に法律の定める"とあるが，この法律とは学校保健法（昭和33（1958）年制定）のこ

とであり，「この法律は学校における保健管理及び安全管理に関し必要事項を定め，児童，生徒，学生及び幼児並びに職員の健康の保持増進を図り，もって学校教育の円滑な実施とその成果の確保に資することを目的」（第1条）としている．

児童・生徒を対象とした健康診断は学校が実施する．就学前の幼児は市町村の教育委員会が行い，また，教職員については設置者（市町村や学校法人など）が行う．

また，健康診断には定期に行うものと，必要に応じて臨時に実施するものとがあり，さらに目的や対象者によって検査項目も異なっている．

表5-4（p.100）は，現在実施されている検査項目について，学校種類別に一覧表としてまとめたものである．

これら健康診断の目的は健康面から，学校教育の円滑な実施と学校管理の面からも重要であるが，一方で，児童・生徒あるいはそれらの父母，教職員を含めて，健康や安全に関する知識や実践能力を育成するための健康・保健教育の役割を持つ．

それだけに，直接，健康診断に携わる学校医，学校歯科医，養護教諭だけではなく，全教職員や父母の理解と協力の下で，計画的かつ教育的な配慮に基づいて実施されることが望まれる．

5.3.2 保健教育

保健教育は，学校教育法「健康，安全で幸福な生活のために必要な習慣を養い，心身の調和的発達を図ること．」（第18条の7）に基づいて行われ，その内容としては保健学習と保健指導に大別される．

保健学習は教科体育・保健体育と理科や家庭科などの他教科の学習からなる．一方，保健指導については，特別活動などにおける健康指導などが含まれる．

（1） 保健学習

表5-5（p.97）は，小学校，中学校，高等学校における，保健学習の内容である．

小学校では，体育科の「保健領域」，中学校では保健体育科の「保健分野」，高等学校においては保健体育科の「保健」で，学習指導要領で規定された内容と時間に基づいて保健担当教員によって指導される．

表 5-4 検査項目および実施学年

令和5（'23）年4月現在

項 目	検査・診察方法			発見される疾病異常	幼稚園	小学校 1年	2年	3年	4年	5年	6年	中学校 1年	2年	3年	高等学校 1年	2年	3年	大学
保健調査	アンケート				○	◎	○	○	○	○	○	○	○	○	○	○	○	○
身　　長						◎	◎	◎	◎	◎	◎	◎	◎	◎	◎	◎	◎	◎
体　　重						◎	◎	◎	◎	◎	◎	◎	◎	◎	◎	◎	◎	◎
栄養状態				栄養不良 肥満傾向・貧血等	◎	◎	◎	◎	◎	◎	◎	◎	◎	◎	◎	◎	◎	◎
脊柱・胸郭 四　　肢 骨・関節				骨・関節の異常等	◎	◎	◎	◎	◎	◎	◎	◎	◎	◎	◎	◎	◎	△
視　　力	視力表	裸眼の者	裸眼視力	屈折異常，不同視など	◎	◎	◎	◎	◎	◎	◎	◎	◎	◎	◎	◎	◎	△
		眼鏡等をしている者	矯正視力		◎	◎	◎	◎	◎	◎	◎	◎	◎	◎	◎	◎	◎	△
			裸眼視力		△	△	△	△	△	△	△	△	△	△	△	△	△	
聴　　力	オージオメータ			聴力障害	◎	◎	◎	△	◎	△	◎	◎	△	◎	◎	△	◎	△
眼の疾病 及び異常				伝染性疾患，その他の外眼部疾患，眼位等	◎	◎	◎	◎	◎	◎	◎	◎	◎	◎	◎	◎	◎	◎
耳鼻咽喉頭疾患				耳疾患，鼻・副鼻腔疾患 口腔咽喉頭疾患 音声言語異常等	◎	◎	◎	◎	◎	◎	◎	◎	◎	◎	◎	◎	◎	◎
皮膚疾患				伝染性皮膚疾患 湿疹等	◎	◎	◎	◎	◎	◎	◎	◎	◎	◎	◎	◎	◎	◎
歯及び口腔の疾患及び異常				むし歯，歯周疾患 歯列・咬合の異常 顎関節症症状・発音障害	◎	◎	◎	◎	◎	◎	◎	◎	◎	◎	◎	◎	◎	△
結　　核	問診・学校医による診察			結核		◎	◎	◎	◎	◎	◎	◎	◎	◎				
	エックス線撮影														◎			◎ 1学年 （入学時）
	エックス線撮影 ツベルクリン反応検査 喀痰検査等					○	○	○	○	○	○	○	○	○				
	エックス線撮影 喀痰検査・聴診・打診														○			○
心臓の疾患及び異常	臨床医学的検査 その他の検査			心臓の疾病 心臓の異常	◎	◎	◎	◎	◎	◎	◎	◎	◎	◎	◎	◎	◎	◎
	心電図検査				△	◎	△	△	△	△	△	◎	△	△	◎	△	△	△
尿	試験紙法	尿蛋白		腎臓の疾患	◎	◎	◎	◎	◎	◎	◎	◎	◎	◎	◎	◎	◎	△
		糖		糖尿病	△	◎	◎	◎	◎	◎	◎	◎	◎	◎	◎	◎	◎	△
その他の疾患及び異常	臨床医学的検査 その他の検査			結核疾患　心臓疾患 腎臓疾患　ヘルニア 言語障害　精神障害 骨・関節の異常 四肢運動障害	◎	◎	◎	◎	◎	◎	◎	◎	◎	◎	◎	◎	◎	◎

(注) ◎　ほぼ全員に実施されるもの．
　　 ○　必要時または必要者に実施されるもの．
　　 △　検査項目から除くことができるもの．

「国民衛生の動向」（'23/'24）より引用．

表 5-5 保健学習の内容（平成19・20（2007・2008）年度告示）

小　学　校	中　学　校	高　等　学　校
第3・4・5・6学年 24単位時間程度 1. 毎日の生活と健康 2. 育ちゆく体とわたし 3. けがの防止 4. 心の健康 5. 病気の予防	第1・2・3学年 48単位時間程度 1. 心身の機能の発達と心の健康 2. 健康と環境 3. 傷害の防止 4. 健康な生活と疾病の予防	第1・2学年 2単位（70単位時間） 1. 現代社会と健康 2. 生涯を通じる健康 3. 社会生活と健康

（2） 保健指導

保健指導の目的は，健康の保持増進を図るために必要な実践力を養うことにある．その目的を達成するために，指導要領に示される保健学習としても取り上げるが，「特別活動」など教科以外にも行われている．「特別活動」については表5-6に示すように，教科および道徳を除いた教育課程のことである．

表 5-6 特別活動の分野

小　学　校	中　学　校	高　等　学　校
学級活動 児童会活動 クラブ活動	学級活動 生徒会活動	ホームルーム活動 生徒会活動
学　校　行　事	学　校　行　事	学　校　行　事
儀式的行事，文化的行事，健康安全・体育的行事，旅行（遠足）・集団宿泊的行事，勤労生産・奉仕的行事		

（注）各学習指導要領による．

特に，学級活動（ホームルーム活動）および健康安全・体育的行事などが，保健指導の場として活用されている．

教育課程以外の活動としては，学校医または学校歯科医による健康相談と養護教諭による保健室での個別指導がある．

その対象としては次のとおりである．

a. 健康診断または日常の健康観察の結果，継続的な観察および指導を必要とする者
b. 病気欠席がちの者
c. 本人または保護者が健康相談の必要を認めた者
d. 学校行事の参加の場合において必要と認める者

5.4 職場の健康管理

職場の健康管理の目的は，働く人々の身体的・精神的・社会文化的な状態をより良い状態に維持，増進し，労働生活の質（QWL＝quality of working life）の向上と高い生産性を確保することである．

そのためには，

a． 快適な作業環境，作業方法，作業組織の確保
b． 作業者の身体・精神状況や能力を考慮した配置（適正配置）
c． 労働に起因した，あるいは関連した健康障害の予防と管理
d． 労働と関連性の少ない一般疾病の予防と管理

などの活動が必要となる．

5.4.1 職場における健康管理の現状

わが国の職場の健康管理活動の歴史は，労働災害や職業病の治療や予防対策にはじまり，現在の労働者の健康の保持増進，快適な労働条件・職場環境の確保を目的とした活動へと発展してきている．しかし，労働災害による死傷者数は，昭和36（1961）年をピークとして長期的には減少しており，令和3（2021）年には労働災害による死亡者数は807人で，ピーク時の8分の1となっている．最近10年の傾向をみると，業種による減少の程度は建設業の死亡者の減少に負うところが大きい．とは言うものの依然として労働災害や職業病

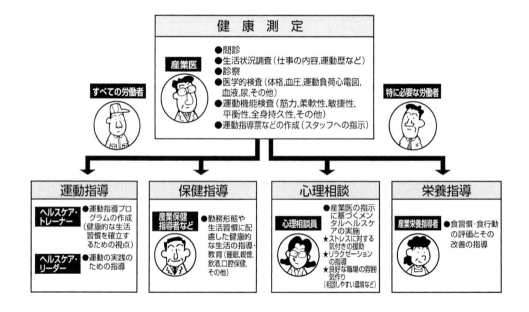

図5-5 トータル・ヘルス・プロモーション・プラン（THP）活動の内容

の予防も産業保健の重要な課題として残っている．

今日のわが国における職場健康管理の課題は多岐にわたっているが，単に健康障害を予防するだけでなく，労働生活の質（QWL＝quality of working life）を向上させるための活動の重要性が増大し，各種のストレス対策，快適職場づくり，健康の保持増進事業などの課題が取り組まれている．特に，職場における健康増進のための総合的な活動は，「トータル・ヘルス・プロモーション・プラン（THP）」と呼ばれている（図5-5）．

なお，職場の健康管理活動は職場内の活動のみで考えるのではなく，家庭生活や地域生活も包含した活動として捉えることの重要性が増大している．その意味でも，職場健康管理活動と地域や家庭を対象とした健康管理活動の連携を強めることが必要となっている．現在は，職場や家庭および地域生活での健康管理は厚生労働省，学校における健康管理は文部科学省と管轄する省庁が異なっており，情報の交換や共同作業の推進などの面で，連携が不十分であるとの批判もある．

5.4.2 職場における健康管理の実際

職場の健康管理を効果的に進めるためには，作業環境管理，作業管理，健康管理（狭義）の「労働衛生の3管理」が相互の連携のもとに効率よく実施されなければならない．また，3管理活動を効果的に高めるためには，労働者の自主的な参加や協力が必要であるが，そうした労働者の活動を推進するためには，健康教育や安全衛生教育の実施が不可欠である．

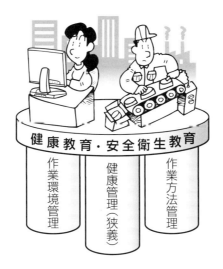

（1） 作業環境管理

作業環境管理は，作業環境中の有害な物質・要因を排除，減少させることにより職業病などの健康障害の発生を予防するためばかりでなく，働きやすい快適な労働環境を確保することを目的としている．そのために，行政的には，有害物質の製造や使用の禁止や規制，有害因子の隔離，快適職場の確保のための活動などが行われている（表5-7）．

表 5-7　有害物質の使用・製造の制限

> 製造・輸入・使用の禁止：
> 　　黄燐マッチ，ベンジジン，4-アミノジフェニール，ビス（クロロメチル）エーテル，ベンゼンを含むゴムのり，など．
> 製造の許可：ジクロロベンジジン，α-ナフチルアミン，PCBなどは厚生労働大臣の許可が必要．
> 表示の義務：健康障害を生ずる恐れのある物の譲渡・提供に際しては，容器や包装に，名称，成分，含有量，人体に及ぼす作用，貯蔵，取り扱い上の注意などを表示しなければならない．
> 有害性の事前評価：新規化学物質の製造・輸入に先立ち，人体にがんその他の重大な健康影響を引き起こす可能性があるか否かを事前に評価しなければならない．評価は，変異原性試験と，がん原性試験が実施されている．

(2) 作業管理

　労働による運動器系の疾患や過労，ストレスを減少させるため，さらには，労働生活の質（QWL）の向上や労働意欲を向上させ生産性を高めるためにも作業条件の改善策が講じられる必要がある．また，有害環境が労働者の健康に与える影響は，労働者の身体的・精神的状況，作業強度，作業方法，作業時間などによって大きく異なるため，有害環境による健康障害を防止するためにも作業管理が必要である．

　作業管理の対象には，作業時間，休憩時間，交代勤務制度，作業量，作業密度，作業動作，作業姿勢，作業方法（組作業，流れ作業など），作業チームの編成，肉体的および精神的作業強度などが含まれる．

　なお，特定の有害・危険作業については，作業方法の改善あるいは作業環境の整備，保護具などの着用などとともに，採用時や配置転換時に安全衛生教育を実施することが義務づけられている．

(3) 健康管理（狭義）

　疾病の発生予防と疾病管理は，産業保健上の重要な領域である．現在，健康診断を中心とした健康管理が行われているが，多くの要因が原因となって発症する慢性疾患が増加している現状では，健康診断を疾病の早期発見の手段として位置づけるのでは不十分であり，疾病の一次予防のための活動の一部として位置づけなければならない．

　現在，法規により定められている職域健康診断には表5-8に示したものがある．事業者には，健康診断を実施する責任があるが，労働者も健康診断を受診する義務を負っている．また，事業者は，健康診断結果を有効に役立てるために，健康診断結果を総合的に評価し，健康管理区分に従って区分し，必要に応じて医師や保健師による保健指導，当該労働者の就労場所変更，労働時間の短縮，作業の転換などの事後措置，作業環境，施設などの整備を行わなければならない．

表 5-8 法規や行政指導で定められている健康診断の種類と内容

健康診断の種類	対象者	実施時期	健康診断項目
雇い入れ時健康診断	新規雇用者	雇い入れ時	既往歴・業務歴の調査,自覚・他覚症状の有無,身長,体重,視力,色覚,聴力,胸部X線,血圧,尿中タンパク・糖,貧血,肝機能,血中脂質,心電図.ただし,定期健康診断では色覚を除く
定期健康診断	全就労者	年1回実施(特殊業務は年2回)	
特殊健康診断	有害作業従事者	健康診断により異なる	有害作業別に法規や通達で定められている
海外派遣労働者の健康診断	6カ月以上海外に派遣される労働者	派遣前後	定期健康診断項目の他,医師が必要と認めた場合には,腹部画像検査(胃部X線,腹部超音波),血糖検査,血中尿酸,B型肝炎ウイルス抗体検査,ABO式およびRh式血液型検査,糞便塗抹検査

5.4.3 産業保健組織

産業保健活動は,事業者の責任のもとに,企業と労働者が主体的に推進することが望ましい.企業,労働者の自主的な活動が効率的に行われるためには,医学,人間工学,労働衛生工学,心理学,教育学などの専門家の知識,技術の援助,行政的指導が必要である.換言すれば,産業保健活動は個人や単独の専門職単位で行われるものではなく,多領域の人々が有機的に結合された産業保健組織のもとで推進されなければならない.

わが国における産業保健組織は,労働安全衛生法に規定されており,多くの企業で図5-6(p.102)に示したような組織が作られている.産業保健組織の主な構成メンバーは以下のとおりである.なお,カッコの中には根拠となっている法規を示した.

総括安全衛生管理者(安衛法第10条) 一定規模以上の事業場における安全衛生活動を総括管理する責任を負い,工場長や事業所長が就任することが多い.

衛生委員会(安衛法第18条) 常時50人以上の労働者を使用する事業所には衛生委員会,あるいは安全衛生委員会(安衛法第19条)を設置することが義務づけられている.これらの委員会は,総括安全衛生管理者またはそれに準ずるもの,衛生管理者,産業医,当該事業場の労働者で衛生に関する経験を有するもので事業者が指名したものにより構成されている.衛生委員会の任務は,労働者の健康障害の防止や健康の保持増進を図るための基本方針や活動方針などを審議し,事業者に意見を答申することである.

産業医(安衛法第13条) 事業者は,常時50人以上の労働者を使用する事業所ごとに産業医を選任し,労働者の健康管理などを行わせなければならない.また,1000人以上の労働者を常時使用する事業所などでは専任の産業医をおかなければならない.産業医の任務は労働者の健康障害の防止や健康の保持増進を図るための諸活動の中で,医学に関する専門的知識を必要とする事項を遂行することである.

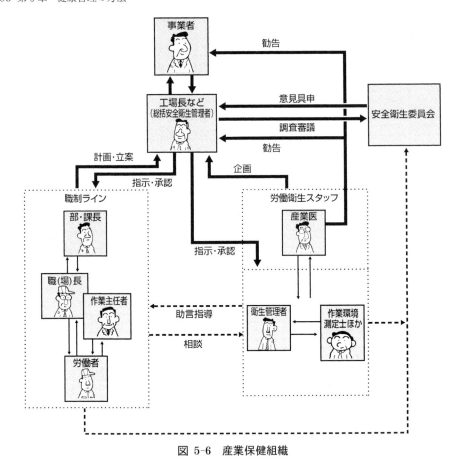

図 5-6　産業保健組織

衛生管理者，安全衛生推進者（安衛法第12条），**安全管理者**（安衛法第11条）　50人以上の事業所においては衛生管理者および安全管理者（業種の限定あり），10人以上50人未満の事業所においては，安全衛生推進者あるいは衛生推進者を選任し，総括安全衛生管理者の指揮のもとで安全衛生の業務を担当させなければならない．

その他の専門スタッフ　産業保健活動を支援するその他の専門スタッフとして，労働衛生コンサルタント，労働衛生工学コンサルタント，労働安全コンサルタント，作業環境測定士，運動指導専門担当者，産業保健指導専門担当者，心理相談専門担当，産業栄養指導者などがある．効果的な産業保健活動を展開するためには，これらの専門職の適切な支援のもとで事業者，労働者が自主的かつ日常的に産業保健活動を展開することが重要である．

5.4.4　職業病（occupational diseases）と作業関連疾患（work-related diseases）

働くことが原因となって発症する疾病として，「職業病」という用語が用いられていた

が，1980年代になって，「作業関連疾患」あるいは「労働関連疾患」（いずれも，英語のwork-related diseasesの訳である）という概念が，WHOや国際労働機関（ILO）によって用いられている．作業関連疾患は職業病も含んだ広い疾病概念であり，「労働生活中の要因が発症あるいは症状悪化の<u>一つの原因</u>」となっており，「労働条件の改善や職域における健康管理による症状を軽減したり，発症率を低下させ得る」疾患という意味で用いられている．一方，職業病は「労働の種類と作業の条件の異なるごとに，それぞれの職業に特有な様相をもって発生する」とか「職業活動が原因となって発生する疾患」と定義されるように，労働負担との間の因果関係が強い特有の疾患をさす言葉として用いられている（図5-7）．

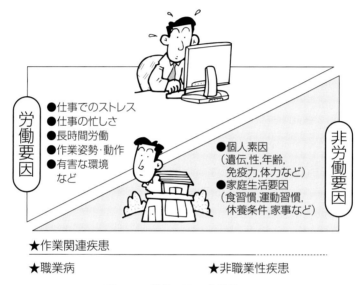

図 5-7 労働要因と非労働要因

5.4.5 有害環境と健康障害

（1） 化学物質の吸収・排泄

有害物資に暴露（exposure）することによる健康影響，さらには効果的な予防策を検討するためには，暴露した物質の吸収，排泄過程についての知識が重要である．

吸収経路 職業性の有害物暴露で重要な経路は，空気中に浮遊する粉じんやフューム，ミスト，蒸気，あるいはガス状物質を肺から吸入する経路である（図5-8）．

排泄経路 吸収された物質は，主として尿，糞便から排泄されるが，肺から排泄される場合もある．その他，汗や毛髪，爪を介して排泄されるものもあるが，量的にはわずかである．

有害物質が体内に吸収され，特定の臓器中の濃度が一定量を越えると種々の生体の変化が生じる．これを影響と呼び，健康にとって有害な影響と有害とはいえない影響がある．暴露量が増加する過程で，最初に有害な影響が生じる臓器を標的臓器と呼ぶ．

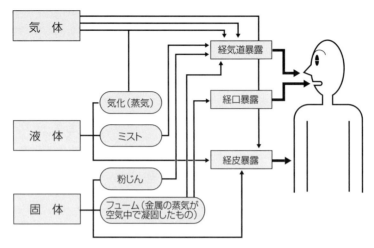

図 5-8 有害物質の暴露の経路

　有害物質の暴露量が増加すると，その物質による特定の生体変化が大きくなる関係を量・影響関係（dose-effect relationship）という．この関係は，暴露量と特定の影響の強さの関係という形で個人単位で成立するばかりでなく，集団でも平均暴露量と影響の強さの平均値との関係として成立する．

　有害物質の暴露量が増加すると，その物質による生体変化を有する人が増加する関係を量・反応関係（dose-response relationship）という．量・反応関係が明らかになれば，特定の健康影響を被る労働者の数，あるいは割合をあるレベル以下に抑えるための暴露量が推測できるため，許容濃度を決める際に利用し得る．

（2）　作業環境の改善策

有害作業環境要因による暴露の防止策には，

a． 有害性の少ない材料への変換や生産方法の変更などによる有害要因の除去
b． 遠隔操作や完全自動化，密閉化，作業場の分離などによる有害要因の隔離
c． 全体換気や局所換気，吸音・吸振材の使用などによる暴露量の軽減

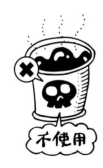
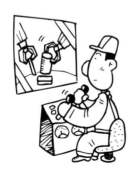
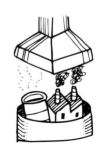

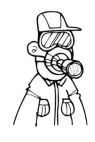
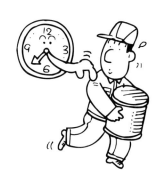

  d**．個人保護具（防じんマスク，防毒マスク，耳栓など）の使用による暴露量の軽減**
  e**．作業時間規制による暴露量の軽減**

などがあるが，有害要因の除去，隔離対策の可能性をまず追求すべきである．個人保護具は，暴露量を軽減させるための他の対策の補助的役割として考えるべきである．

（3）　特殊健康診断

 作業条件や作業環境条件中の有害要因を完全に制御し，健康障害の発生を完全に予防することは難しいため，特定の有害作業に従事する労働者に対して健康診断を実施することが法で定められている．これを特殊健康診断と呼ぶ．特殊健康診断は，法で定められているものと，行政指導に基づき実施されているものとがある．

 健康診断項目は法規により定められているが，有害作業歴や現在の作業の状況に関する問診や資料収集が，いずれの特殊健康診断においても重要である．また，最近は，血液や尿などの生体試料中の有害物質や代謝物の濃度を測定し，暴露レベルを推定する生物学的モニタリング（biological monitoring）が特殊健康診断の検査項目として用いられている．

（4）　健康障害

①　有害物質による健康障害

 労働と関連して発生する有害物質による健康障害には以下のようなものがある．

 金属とそのフュームによる健康障害　有機および無機鉛（Pb）中毒，四アルキル鉛中毒，水銀（Hg）中毒，カドミウム（Cd）中毒，マンガン（Mn）中毒，クロム（Cr）中毒，ヒ素（As）中毒，ベリリウム（Be）中毒など

 ガスによる健康障害　一酸化炭素（CO）中毒，二酸化硫黄（亜硫酸ガス：SO_2）中毒，二酸化窒素（NO_2）中毒，硫化水素（H_2S）中毒，シアン化水素（HCN）中毒，塩素（Cl_2）中毒，フッ化水素（HF）中毒，酸素欠乏症など

 粉じんによる健康障害　粉じんとは，岩石，金属，木，穀物などの小粒子で，直径 0.1〜25μm のものをいう．じん肺を起こすほか，アレルゲンとしても作用する．職業性喘息や感作性接触性皮膚炎が起こる．また，気道の炎症を起こしたり，気道で溶解して吸収され，さまざまな全身症状を起こしたりする．

有機化合物による職業病　産業界で用いられる有機化合物の種類は極めて多い．これらの有機化合物による健康障害を予防するため各種の法規が定められ，これに従って管理が行われている．

- ***a.*** 有機溶剤による中毒：常温で液体で，脂溶性の物質をよく溶かす特性を有するものを有機溶剤という．原材料の溶解や塗装，洗浄，接着作業などに用いられている．有機溶剤は，揮発性，脂溶性，引火性の性質があり，脂肪の多い中枢神経系や骨髄に入りやすい．したがって共通の健康障害として，中枢神経系抑制作用と脱脂による皮膚障害がみられる．代表的な有機溶剤には，ベンゼン，二硫化炭素，ノルマルヘキサン，トリクロロエチレン，メチルアルコール，四塩化炭素中毒，トルエン，キシレンなどがある．なお，シンナー中毒やシンナー遊びなどに使われるシンナーは有機溶剤の別称である．
- ***b.*** その他の有機化合物による中毒：塩化ビニル中毒，ニトログリコール中毒，イソシアネート中毒，芳香族ニトロ・アミノ化合物中毒，泡消化剤に含まれる有機フッ素化合物（PFAS）などがある．

② 職業がん（occupational cancer）

ある職業に従事することにより，その職業に特有な発がん要因に暴露して生ずるがんを職業がんという．現在，職業がん発生要因としては，表5-9のようなものが知られている．職業がんは，一般のがんと比べ，やや若年で発生し，潜伏期は長く，離職後に発病することもある．症状，検査，病理などは一般のがんと同じである（表5-9）．

表 5-9　職業がんの種類と発がん物質および作業

がん発生部位	発がん物質・作業
膀胱がん	β-ナフチルアミン，ベンジジン，4-アミノジフェニル，オーラミン・マゼンタ製造，ゴム，ケーブルの酸化防止剤取り扱いなど
肺がん	電離放射線，石綿，マスタードガス，ビス（クロロメチル）エーテル，ベンゾトリクロリド，ヒ素，潤滑油，頁岩油，コールタール，ピッチ，アスファルト，クレオソート，クロム酸製造，ウラン採鉱，ニッケル鉱処理など
皮膚がん	電離放射線，紫外線，ヒ素，潤滑油，頁岩油，コールタール，ピッチ，アスファルト，クレオソート，石油からのパラフィン抽出など
白血病	ベンゼン，電離放射線
肺血管肉腫	塩化ビニルモノマー
副鼻腔がん	ニッケル鉱処理，家具製造，イソプロピルアルコール製造
中皮腫（胸・腹膜）	石綿（アスベスト）

③ 農薬中毒

農業従事者や農薬製造従事者にみられる．主な農薬による中毒は表5-10のとおりである．

表 5-10 主な農薬中毒

農　薬	中毒機序	症　状	治　療
有機リン剤（殺虫剤） 　パラチオン 　ダイアジノン 　バイテックス 　スミチオンMEP 　マラソンなど	コリンエステラーゼ（ChE）阻害による．アセチルコリン過剰と神経伝達亢進	中枢神経症状： 　めまい，頭痛，振戦，意識混濁 運動神経症状： 　痙れん，呼吸麻痺 交感神経症状： 　血圧上昇，頻脈 副交感神経症状： 　嘔吐，下痢，多汗，流涎，縮瞳，肺水腫	PAM，アトロピン
カーバメイト剤（殺虫剤） 　デナポン 　ツマサイドなど	同上	同上	アトロピン
有機塩素剤（殺虫剤） 　BHC 　DDTなど	中枢神経系の刺激	頭痛，めまい，全身痙れん・舌・口の知覚異常，精神神経障害 心臓障害： 　血圧低下，不整脈，心不全	鎮静剤，抗痙れん剤 アセトアミド，モノアセチン
有機フッ素剤（殺虫剤） 　フッソール 　ニッソールなど	モノフルオロクエン酸によるKrebs回路阻害	てんかん様痙れん 肝・腎障害，肺炎，肺線維症	吸着剤（ケイ酸アルミニウム），下痢，できれば血液透析または血液灌流
パラコート剤（除草剤） 　グラモキソンなど	NADP還元阻害		

④ 物理的環境による健康障害

熱中症（heat syndromes）　製鉄・精錬工場，ガラス工場，鋳物工場などで高温環境下作業では，皮膚血流量の増加，発汗などにより体温調節を行うが，調節の破綻を来すと，循環機能や血中電解質量の異常や体温調節中枢の失調が起きる．これを熱中症という．

寒冷作業と健康影響　寒冷作業としては，最近増加している冷凍・冷蔵庫作業や農林水産業，土木などの冬季屋外作業がある．低温の健康影響としては，感覚や筋・神経機能の一時的低下，腰痛や神経痛などの運動器系疾患，凍傷，凍死などがある．

異常気圧による健康障害　低気圧が問題となる作業には，航空機乗務，高地での作業などがあり，高気圧作業には，潜函作業，潜水作業などがある．産業保健分野では，減圧症（潜函病，潜水病）が重要である．

非電離放射線による健康障害　紫外線（波長100〜400nm），赤外線（波長760nm〜1mm），マイクロ波（波長1mm〜1m），レーザー光線（波長100nm〜1mm）などが健

康障害の原因となる．また，可視光線（波長400～760nm）であっても，不適切な照明による眼精疲労や光過敏性皮膚炎の原因になる．

電離放射線による健康障害　電離放射線取扱い作業者は，医療従事者，非破壊検査作業者，原子力産業従事者などである．電離放射線による健康障害には，被ばくした本人に発症する健康障害と被ばくした個人の次世代以降に表れる遺伝的影響がある．本人に発生する健康障害は被ばく後数週間以内に出現する浮腫，脱毛などの早期影響と，発がん，白血病，白内障などの晩発影響に分けられる．

騒音による健康障害　強烈な騒音暴露による一過性の聴力損失を反復することにより，永久的な聴力損失の原因となる．騒音性難聴は，感覚細胞の変性が主因であり，4000Hz付近の聴力損失が最初に出現する．

振動による健康障害　チェーンソーや削岩機，手持ちグラインダー，ピックハンマーなどの振動工具の使用による局所振動障害（白ろう病）と，ブルドーザー，パワーショベル，フォークリフトなどの運転員や交通機関乗務員などの全身振動障害がある．

産業疲労　疲労とは，「種々の人間の活動に伴って生じる生理・心理的な機能の低下であり，休息や睡眠によって回復する生理的現象」である．労働生活と関連して発生する疲労を産業疲労と呼ぶが，労働過程における過労は作業遂行能力の低下などを引き起こすとともに，労働災害の誘因や疲労性の健康障害の原因ともなる．したがって，職域の疲労管理は，疾病や災害の予防，快適作業の確保，生産性の向上などの面から重視されている．

ストレス　セリエ（H. Selye）は1936年にNatureに発表した論文において，ストレスを生理学的視点から捉え，環境の変化に生体を適応させるために生体内に生じる非特異的な変化＝汎適応症候群と定義している．その後，心理学の分野でストレスの概念が用いら

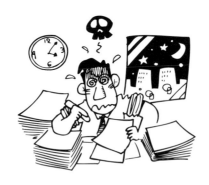

れるようになった．職場の健康管理におけるストレス対策としては，①労働環境，家庭・地域生活環境中の負荷を軽減すること，②負荷の重要性と対処方法を正しく認識するための情報，知識を提供すること，③個人がストレス問題を解決するための物的，精神的支援体制を整えることなどが重要である．

過労・ストレスによる健康障害　疲労やストレスと関連した健康障害は，労働者の間で高頻度で発生しており，労働者の労働生活の質（QWL）を低下させているばかりでなく，

表 5-11 ストレスが発症・憎悪原因となる疾患

循環器系：本態性高血圧，狭心症，心筋梗塞，不整脈など
神経・筋肉系：自律神経失調症，起立性失調症，片頭痛，頸肩腕障害など
消化器系：消化性潰瘍，十二指腸潰瘍，過敏性腸症候群，思春期痩せ症など
呼吸器系：気管支喘息，過換気症候群など
内分泌系：糖尿病，バセドウ病など
免疫性疾患：慢性じん麻疹，慢性関節リウマチなど
精神疾患：うつ病，神経症
その他：過敏性膀胱，アトピー性皮膚炎など

労働力損失の大きな原因ともなっている．

過労やストレスに関連した健康障害には，表5-11に示したような疾患がある．ストレスが原因となって発症した心筋梗塞・狭心症，不整脈，脳梗塞，脳内出血，クモ膜下出血などによる急性の死亡は「過労死」と呼ばれ，社会的にも大きな問題となっている．

5.4.6 労働法規

職場の健康管理に関連した主な法規は以下のとおりである．

労働基準法 労働に関する基本法として，昭和22（1947）年に制定された．この法律では労働条件の最低基準を定めている．

労働安全衛生法 労働基準法とあいまって，労働者の安全と健康を保持・増進するとともに，快適な職場環境を確保することを目的として，昭和47（1972）年に制定された．労働安全衛生法に関連して，表5-12に示した規則が制定されている．

表 5-12 労働安全衛生法関連の規則

労働安全衛生規則
有機溶剤中毒予防規則
鉛中毒予防規則
四アルキル鉛中毒予防規則
特定化学物質等障害予防規則
高気圧作業安全衛生規則
電離放射線障害防止規則
酸素欠乏症防止規則
事務所衛生基準規則
粉じん障害防止規則

労働者災害補償保険法（労災保険法） 業務上あるいは通勤途上の負傷，疾病，廃疾または死亡に対して迅速かつ公正な保護をするための保険給付と，受傷者や疾病罹患者の社会復帰，遺族の援護などを目的として昭和22（1947）年に制定され，その後たびたび改正

されている（平成14（2002）年改正）．

じん肺法 じん肺の予防，健康管理，その他の措置を講ずることにより労働者の健康の保持と福祉の増進することを目的として，昭和35（1960）年に制定された．

作業環境測定法 作業環境の測定に関し，作業環境測定士の資格および作業環境測定機関などについて必要な事項を定める目的で，昭和50（1975）年に制定された．

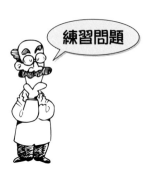

1. 健康管理の目的と活動内容について述べなさい．
2. 集団検診におけるふるい分けの意義について述べなさい．
3. 1万人を対象に，センシティビティ98％，スペシフィシティ99％のふるい分け検査法で，有病率1％の疾患（疾患A）および，有病率0.1％の疾患（疾患B）に対してふるい分けを行った．それぞれの疾患疾病で，「病気を有していないにもかかわらず検査で陽性と判定される者」および「病気を有しているにもかかわらず検査で陰性と判定される者」の数を比較しなさい．
4. 保健所と市町村保健センターの業務について述べなさい．

資料1.「健康日本21（第二次）」の分野別達成目標の概要

分野	項目	現状（平成22年）	目標（平成34年）
①寿命・格差	①健康寿命の延伸	男性70.42年 女性73.62年	平均寿命の増加分を上回る健康寿命の増加
	②健康格差の縮小	男性 2.79年 女性 2.95年	都道府県格差の縮小
②生活習慣病の発症予防と重症化予防の徹底　がん	①75歳未満のがんの年齢調整死亡率の減少	84.3	73.9
	②がん検診の受診率の向上	胃がん　　男性36.6% 　　　　　女性28.3% 肺がん　　男性26.4% 　　　　　女性23.0% 大腸がん　男性28.1% 　　　　　女性23.9% 子宮頸がん 女性37.7% 乳がん　　女性39.1%	50% （胃がん，肺がん，大腸がんは当面40%）
循環器疾患	①脳血管疾患・虚血性心疾患の年齢調整死亡率の減少	脳血管疾患　男性49.5 　　　　　　女性26.9 虚血性心疾患 男性36.9 　　　　　　女性15.3	脳血管疾患　男性41.6 　　　　　　女性24.7 虚血性心疾患 男性31.8 　　　　　　女性13.7
	②高血圧の改善	男性138mmHg 女性133mmHg	男性134 mmHg 女性129 mmHg
	③脂質異常症の減少	総コレステロール240mg/dl以上の者の割合 　　男性13.8% 　　女性22.0% LDLコレステロール160mg/dl以上の者の割合 　　男性10.0% 　　女性11.7%	総コレステロール240mg/dl以上の者の割合 　　男性8.3% 　　女性17% LDLコレステロール160mg/dl以上の者の割合 　　男性6.2% 　　女性8.8%
	④メタボリックシンドロームの該当者及び予備軍の減少	1,400万人	25%減少
	⑤特定健康診査・特定保健指導の実施率の向上	特定健康診査の実施率 41.3% 特定保健指導の実施率 12.3%	平成25年度から開始する第2期医療費適正化計画に合わせて
糖尿病	①合併症の減少	16,247人	15,000人
	②治療継続者の割合の増加	63.7%	75%
	③血糖コントロール指標におけるコントロール不良者の割合の減少	1.2%	1.0%
	④糖尿病有病者の増加の抑制	890万人	1000万人
COPD	COPDの認知度の向上	25%	80%

③社会生活を営むために必要な機能の維持・向上	こころの健康	①自殺者の減少	23.4	自殺総合対策大綱の見直しの状況を踏まえて設定
		②気分障害・不安障害に相当する心理的苦痛を感じている者の割合の減少	10.4%	9.4%
		③メンタルヘルスに関する措置を受けられる職場の割合の増加	33.6%	100%
		④小児人口10万人当たりの小児科医・児童精神科医師の割合の増加	小児科医　　94.4 児童精神科医　10.6	増加傾向へ
	次世代の健康	①健康な生活習慣（栄養・食生活，運動）を有する子どもの割合の増加		
		ア　朝・昼・夜の三食を必ず食べることに気をつけて食事をしている子どもの割合の増加	小学5年生　　89.4%	100%に近づける
		イ　運動やスポーツを習慣的にしている子どもの割合の増加	（参考値）週に3日以上 小学5年生　男子61.5% 　　　　　　女子35.9%	増加傾向へ
		②適正体重の子どもの増加		
		ア　全出生数中の低出生体重児の割合の減少	9.6%	減少傾向へ
		イ　肥満傾向にある子どもの割合の減少	小学5年生の中等度・高度肥満傾向児の割合 　　　　男子 　　　　女子3.39%	減少傾向へ
	高齢者の健康	①介護保険サービス利用者の増加の抑制	452万人	657万人
		②認知機能低下ハイリスク高齢者の把握率の向上	0.9%	10%
		③ロコモティブシンドローム（運動器症候群）を認知している国民の割合の増加	（参考値）　17.3%	80%
		④低栄養傾向（BMI20以下）の高齢者の割合の増加の抑制	17.4%	22%
		⑤足腰に痛みのある高齢者の割合の減少（1,000人当たり）	男性218人 女性291人	男性200人 女性260人
		⑥高齢者の社会参加の促進（就業又は何らかの地域活動をしている高齢者の割合の増加）	男性64.0% 女性55.1%	80%
④健康を支え，守る		①地域のつながりの強化	（参考値）自分と地域のつながりが強い方だと思う割合	65%
		②健康づくりを目的とした活動に主体的に関わっている国民の割合の増加	（参考値）健康や医療サービスに関係したボランティア活動をしている割合	25%

ための社会環境の整備		③健康づくりに関する活動に取り組み，自発的に情報発信を行う企業登録数の増加	420社	3,000社
		④健康づくりに関して身近で専門的な支援・相談が受けられる民間団体の活動拠点数の増加	（参考値）民間団体からの報告のあった活動拠点数	15,000
		⑤健康格差対策に取り組む自治体の増加	11都道府県	47都道府県
⑤栄養・食生活、身体活動・運動、休養、飲酒、喫煙及び	栄養・食生活	①適正体重を維持している者の増加（肥満（BMI25以上）、やせ（BMI18.5未満）の減少）	20歳～60歳代男性の肥満者の割合　31.2% 40歳～60歳代女性の肥満者の割合　22.2% 20歳代の女性のやせの者の割合　29.0%	20歳～60歳代男性の肥満者の割合　28% 40歳～60歳代女性の肥満者の割合　19% 20歳代の女性のやせの者の割合　20%
		②適切な量と質の食事をとる者の増加		
		ア　主食・主菜・副菜を組み合わせた食事が1日2回以上の日がほぼ毎日の者の割合の増加	68.1%	80%
		イ　食塩摂取量の減少	10.6g	8g
		ウ　野菜と果物の摂取量の増加	野菜摂取量の平均値　282g 果物摂取量の100g未満の者の割合　61.4%	野菜摂取量の平均値　350g 果物摂取量の100g未満の者の割合　30%
		③共食の増加（食事を1人で食べる子どもの割合の減少）	朝食　小学生　15.3% 　　　中学生　33.7% 夕食　小学生　2.2% 　　　中学生　6.0%	減少傾向へ
		④食品中の食塩や脂肪の低減に取り組む食品企業及び飲食店の登録数の増加	食品企業登録数　14社 飲食店登録数　17,284店舗	食品企業登録数　100社 飲食店登録数　30,000店舗
		⑤利用者に応じた食事の計画，調理及び栄養の評価，改善を実施している特定給食施設の割合の増加	（参考値）管理栄養士・栄養士を配置している施設の割合　70.5%	80%
	身体活動・運動	①日常生活における歩数の増加	20歳～64歳男性7,841歩 　　　　　　女性6,883歩 65歳以上　男性5,628歩 　　　　　　女性4,584歩	20歳～64歳男性9,000歩 　　　　　　女性8,500歩 65歳以上　男性7,000歩 　　　　　　女性6,000歩
		②運動習慣者の割合の増加	20歳～64歳　男性26.3% 　　　　　　女性22.9% 65歳以上　　男性47.6% 　　　　　　女性37.6%	20歳～64歳　男性36% 　　　　　　女性33% 65歳以上　　男性58% 　　　　　　女性48%
		③住民が運動しやすいまちづくり・環境整備に取り組む自治体数の増加	17都道府県	47都道府県

歯・口腔の健康に関する生活習慣及び社会環境の改善	休養	①睡眠による休養を十分とれていない者の割合の減少	18.4%	15%
		②週労働時間60時間以上の雇用者の割合の減少	9.3%	5%
	飲酒	①生活習慣病のリスクを高める量を飲酒している者の割合の減少	男性 15.3% 女性 7.5%	男性 13% 女性 6.4%
		②未成年者の飲酒をなくす	中学3年生 男子10.5% 　　　　　 女子11.7% 高校3年生 男子21.7% 　　　　　 女子19.9%	0%
		③妊娠中の飲酒をなくす	8.7%	0%
	喫煙	①成人の喫煙率の減少	19.5%	12%
		②未成年者の喫煙をなくす	中学1年生 男子1.6% 　　　　　 女子0.9% 高校3年生 男子8.6% 　　　　　 女子3.8%	0%
		③妊娠中の喫煙をなくす	5.0%	0%
		④受動喫煙（家庭・職場・飲食店・行政機関・医療機関）の機会を有する者の割合の減少	行政機関　16.9% 医療機関　13.3% 職場　　　64% 家庭　　　10.7% 飲食店　　50.1%	行政機関　0% 医療機関　0% 職場　受動喫煙の無い職場の実現 家庭　　　3% 飲食店　　15%
	歯・口腔の健康	①口腔機能の維持・向上	73.4%	80%
		②歯の喪失防止		
		ア　80歳で20歯以上の自分の歯を有する者の割合の増加	25.0%	50%
		イ　60歳で24歯以上の自分の歯を有する者の割合の増加	60.2%	70%
		ウ　40歳で喪失歯のない者の割合の増加	54.1%	75%
		③歯周病を有する者の割合の減少		
		ア　20歳代における歯肉の炎症所見を有する者の割合の減少	31.7%	25%
		イ　40歳代における進行した歯周炎を有する者の割合の減少	37.3%	25%
		ウ　60歳代における進行した歯周炎を有する者の割合の減少	54.7%	45%
		④乳幼児・学齢期のう蝕のない者の増加		
		ア　3歳児でう蝕がない者の割合が80％以上である都道府県の増加	6 都道府県	23都道府県
		イ　12歳児の一人平均う歯数が1.0歯未満である都道府県の増加	7 都道府県	28都道府県
		⑤過去1年間に歯科検診を受診した者の割合の増加	34.1%	65%

資料2．健康づくりのための運動基準2006（要約）

1. 改定の目的

> 平成元（1989）年に定められた「健康づくりのための運動所要量」では，主に冠状動脈疾患を対象としているが，その策定から15年以上が経過し，国民の疾病構造に変化が見られ，現在では，糖尿病，高血圧症，高脂血症等の生活習慣病が問題となっている．
> 今後の生活習慣病対策においては，「1に運動，2に食事，しっかり禁煙，最後にクスリ」の標語の下，身体活動・運動施策についても，より一層の推進が望まれることとなった．
> これらの状況を踏まえ，国民の身体活動・運動の改善を図り，国民が生活習慣病に罹患せずに健康な生活を送るため，最新の科学的知見に基づき，国民の健康の維持・増進，生活習慣病の予防を目的とした望ましい身体活動・運動及び体力の基準を示すため，「健康づくりのための運動所要量」を改定することになった．

2. 策定にあたっての考え方

> 体力も生活習慣病の独立した罹患予測因子であることが示唆されている．今回の「健康づくりのための運動基準」では，身体活動・運動量に関する基準に加えて，体力に関する基準も独立して定めることにした．

3. 身体活動量の目標

> 目標は，週23エクササイズ（メッツ・時）の活発な身体活動（運動・生活活動）！そのうち4エクササイズは活発な運動を！

本運動方針では身体活動，生活活動を以下の通り定義している．なお，この目標に含まれる活発な身体活動とは**3メッツ以上の身体活動**である．

「身体活動」
　安静にしている状態より多くのエネルギーを消費する全ての動きを示す．

「運動」
　身体活動のうち，体力の維持・向上を目的として計画的・意図的に実施するもの．

「生活活動」
　運動以外の身体活動をいい，職業上の活動も含む．

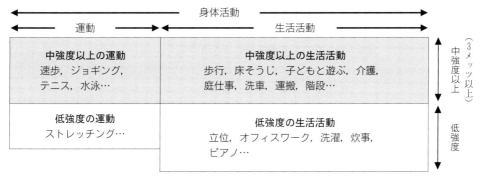

図　運動と生活活動の区別およびそれらの強度

【解説】

身体活動の「強さ」については「メッツ」，または身体活動の「量」については「メッツ・時＝エクササイズ」と表す．

身体活動量の単位としてメッツ・時やエクササイズを用いたのは，体重の重さの影響をさけるためである．例えば，同じ運動でも体重が50kgの人と100kgの人では消費するエネルギーが2倍の差を生じることになる．

①「メッツ」

身体活動の強さを示す．これは安静に比べて何倍の運動の強さかを示す．

標準的な体格の場合，1.0メッツ・時は体重とほぼ同じ（例えば，体重が60kgであれば約60kcal，70kgでは70kcal）エネルギー消費量を示す．

②「エクササイズ（Ex）」

身体活動の強さ（メッツ）と身体活動時間をかけたもので，身体活動量の単位を表す．
例：3メッツの身体活動を1時間行った場合
　　3メッツ×1時間＝3エクササイズ（メッツ・時）

③ RMRとメッツ（METs）の関係

$RMR = 1.2 \times (METs - 1)$

$METs = 1/1.2 \times RMR + 1$

4．健康づくりに必要な体力

【最大酸素摂取量】

> 最大酸素摂取量と生活習慣病との関係を示す内外の文献を参考に，性・年代別に次のように最大酸素摂取量の基準値（表1）とその範囲（表2）を設定した．

表1　健康づくりのための最大酸素摂取量の基準値（$ml \cdot kg^{-1} \cdot 分^{-1}$）

	20歳代	30歳代	40歳代	50歳代	60歳代
男性	40	38	37	34	33
女性	33	32	31	29	28

表2　健康づくりのための最大酸素摂取量の範囲（$ml \cdot kg^{-1} \cdot 分^{-1}$）

	20歳代	30歳代	40歳代	50歳代	60歳代
男性	33-47	31-45	30-45	26-45	25-41
女性	27-38	27-36	26-33	26-32	26-30

【筋力】

　筋力・筋量は加齢により低下する．また総死亡や骨粗鬆症に伴う骨折のリスクの減少が概ねそれぞれの研究の集団における平均以上で見られることから，定性的ではあるが，筋力を現在の日本人の各年代の平均値以上に保つことを1つの基準とすることは可能であると考えられる．

5. 実施上の注意事項

> 　過度な運動はかえって健康を害することがあるので十分な注意が必要であり，また疾病を持っている者が行う場合には，医師の指導の下に行うことが必要である．

資料3. 健康づくりのための身体活動基準2013(概要)

ライフステージに応じた健康づくりのための身体活動(生活活動・運動)を推進することで健康日本21(第二次)の推進に資するよう,「健康づくりのための運動基準2006」を改定し,「健康づくりのための身体活動基準2013」を策定した.

○身体活動(生活活動及び運動)[※1]全体に着目することの重要性から,「運動基準」から「身体活動基準」に名称を改めた.
○身体活動の増加でリスクを低減できるものとして,従来の糖尿病・循環器疾患等に加え,がんやロコモティブシンドローム・認知症が含まれることを明確化(システマティックレビューの対象疾患に追加)した.
○こどもから高齢者までの基準を検討し,科学的根拠のあるものについて基準を設定した.
○保健指導で運動指導を安全に推進するために具体的な判断・対応の手順を示した.
○身体活動を推進するための社会環境整備を重視し,まちづくりや職場づくりにおける保健事業の活用例を紹介した.

表3

血糖・血圧・脂質に関する状況		身体活動 (生活活動・運動)[※1]		運動		体力 (うち全身持久力)
健診結果が基準範囲内	65歳以上	強度を問わず,身体活動を毎日40分 (=10メッツ・時/週)	今より少しでも増やす (例えば10分多く歩く)[※4]	―	運動習慣をもつようにする (30分以上・週2日以上)[※4]	―
	18～64歳	3メッツ以上の強度の身体活動[※2]を毎日60分 (=23メッツ・時/週)		3メッツ以上の強度の運動[※3]を毎週60分 (=4メッツ・時/週)		性・年代別に示した強度での運動を約3分間継続可能
	18歳未満	―		―		―
血糖・血圧・脂質のいずれかが保健指導レベルの者		医療機関にかかっておらず,「身体活動のリスクに関するクリーニングシート」でリスクがないことを確認できれば,対象者が運動開始前・実施中に自ら体調確認ができるよう支援した上で,保健指導の一環としての運動指導を積極的に行う.				
リスク重複者又はすぐ受診を要する者		生活習慣病患者が積極的に運動をする際には,安全面での配慮がより特に重要になるので,まずかかりつけの医師に相談する.				

※1 「身体活動」は,「生活活動」と「運動」に分けられる.このうち,生活活動とは,日常生活における労働,家事,通勤・通学などの身体活動を指す.また,運動とは,スポーツ等の,特に体力の維持・向上を目的として計画的・意図的に実施し,継続性のある身体活動を指す.
※2 「3メッツ以上の強度の身体活動」とは,歩行又はそれと同等以上の身体活動.
※3 「3メッツ以上の強度の運動」とは,息が弾み汗をかく程度の運動.
※4 年齢別の基準とは別に,世代共通の方向性として示したもの.

表4　3メッツ以上の生活活動の例

メッツ	活動内容
3.0	普通歩行（平地，67m/分，犬を連れて），電動アシスト付き自転車に乗る，家財道具の片付け，子どもの世話（立位），台所の手伝い，大工仕事，梱包，ギター演奏（立位）
3.3	カーペット掃き，フロア掃き，掃除機，電気関係の仕事：配線工事，身体の動きを伴うスポーツ観戦
3.5	歩行（平地，75～85m/分，ほどほどの速さ，散歩など），楽に自転車に乗る（8.9km/時），階段を下りる，軽い荷物運び，車の荷物の積み下ろし，荷づくり，モップかけ，床磨き，風呂掃除，庭の草むしり，子どもと遊ぶ（歩く/走る，中強度），車椅子を押す，釣り（全般），スクーター（原付）・オートバイの運転
4.0	自転車に乗る（≒16km/時未満，通勤），階段を上る（ゆっくり），動物と遊ぶ（歩く/走る，中強度），高齢者や障がい者の介護（身支度，風呂，ベッドの乗り降り），屋根の雪下ろし
4.3	やや速歩（平地，やや速めに＝93m/分），苗木の植栽，農作業（家畜に餌を与える）
4.5	耕作，家の修繕
5.0	かなり速歩（平地，速く＝107m/分）），動物と遊ぶ（歩く/走る，活発に）
5.5	シャベルで土や泥をすくう
5.8	子どもと遊ぶ（歩く/走る，活発に），家具・家財道具の移動・運搬
6.0	スコップで雪かきをする
7.8	農作業（干し草をまとめる，納屋の掃除）
8.0	運搬（重い荷物）
8.3	荷物を上の階へ運ぶ
8.8	階段を上る（速く）

表5　3メッツ未満の生活活動の例

メッツ	活動内容
1.8	立位（会話，電話，読書），皿洗い
2.0	ゆっくりした歩行（平地，非常に遅い＝53m/分未満，散歩または家の中），料理や食材の準備（立位，座位），洗濯，子どもを抱えながら立つ，洗車・ワックスがけ
2.2	子どもと遊ぶ（座位・軽度）
2.3	ガーデニング（コンテナを使用する），動物の世話，ピアノの演奏
2.5	植物への水やり，子どもの世話，仕立て作業
2.8	ゆっくりした歩行（平地，遅い＝53m/分），子ども・動物と遊ぶ（立位，軽度）

【出典】厚生労働科学研究費補助金（循環器疾患・糖尿病等生活習慣病対策総合研究事業）
「健康づくりのための運動基準2006改定のためのシステマティックレビュー」（研究代表者：宮地元彦）

表6　3メッツ以上の運動の例

メッツ	活動内容
3.0	ボウリング，バレーボール，社交ダンス（ワルツ，サンバ，タンゴ），ピラティス，太極拳
3.5	自転車エルゴメーター（30〜50ワット），自重を使った軽い筋力トレーニング（軽・中等度），体操（家で，軽・中等度），ゴルフ（手引きカートを使って），カヌー
3.8	全身を使ったテレビゲーム（スポーツ・ダンス）
4.0	卓球，パワーヨガ，ラジオ体操第1
4.3	やや速歩（平地，やや速めに＝93m/分），ゴルフ（クラブを担いで運ぶ）
4.5	テニス（ダブルス）*，水中歩行（中等度），ラジオ体操第2
4.8	水泳（ゆっくりとした背泳）
5.0	かなり速歩（平地，速く＝107m/分），野球，ソフトボール，サーフィン，バレエ（モダン，ジャズ）
5.3	水泳（ゆっくりとした平泳ぎ），スキー，アクアビクス
5.5	バドミントン
6.0	ゆっくりとしたジョギング，ウェイトトレーニング（高強度，パワーリフティング，ボディビル），バスケットボール，水泳（のんびり泳ぐ）
6.5	山を登る（0〜4.1kgの荷物を持って）
6.8	自転車エルゴメーター（90〜100ワット）
7.0	ジョギング，サッカー，スキー，スケート，ハンドボール*
7.3	エアロビクス，テニス（シングルス）*，山を登る（約4.5〜9.0kgの荷物を持って）
8.0	サイクリング（約20km/時）
8.3	ランニング（134m/分），水泳（クロール，ふつうの速さ，46m/分未満），ラグビー*
9.0	ランニング（139m/分）
9.8	ランニング（161m/分）
10.0	水泳（クロール，速い，69m/分）
10.3	武道・武術（柔道，柔術，空手，キックボクシング，テコンドー）
11.0	ランニング（188m/分），自転車エルゴメーター（161〜200ワット）

表7　3メッツ未満の運動の例

メッツ	活動内容
2.3	ストレッチング，全身を使ったテレビゲーム（バランス運動，ヨガ）
2.5	ヨガ，ビリヤード
2.8	座って行うラジオ体操

*試合の場合

【出典】厚生労働科学研究費補助金（循環器疾患・糖尿病等生活習慣病対策総合研究事業）
「健康づくりのための運動基準2006改定のためのシステマティックレビュー」（研究代表者：宮地元彦）

資料4.「新健康フロンティア戦略」の指標

	指標名	(参考)実績値	ポイント	備考
子どもの健康力	1～4歳児の不慮の事故死亡率（人口10万対）	7.4	100	平成17年人口動態統計
	1歳6カ月児健診の受診率	91.9%	100	平成16年度地域保健・老人保健事業報告
	公立学校における特別支援教育コーディネーターの指名率	77.4%	100	※
女性の健康力	20～29歳で低体重（BMI＜18.5）の女性の割合	21.4%	100	平成16年国民健康・栄養調査
	15～19歳で低体重で体重を減らそうとしている女性の割合	41.0%	100	平成14年国民栄養調査
	妊産婦死亡率（出産10万対）	5.7	100	平成17年人口動態統計
メタボリックシンドローム克服力	糖尿病受療率（人口10万対）	97	100	平成17年患者調査
	脳血管疾患受療率（人口10万対）	279	100	〃
	虚血性心疾患等受療率（人口10万対）	74	100	〃
がん克服力	がんの年齢調整死亡率（75歳未満）（人口10万対）	93.0	100	平成19年厚生労働省（国立がんセンター）による推計
	乳がん検診受診率	19.8%	100	平成16年国民生活基礎調査
	がん診療連携拠点病院数	286カ所	100	平成19年厚生労働省調査
こころの健康力	アルツハイマー病受療率（人口10万対）	35	100	平成17年患者調査
	認知症サポーター数	117,226人	100	平成19年1月調査
	うつの受診率	25%	100	平成14年度厚生労働省調査
介護予防力	介護予防に自ら参加する特定高齢者	32%	100	平成18年度介護予防事業の実施状況の調査結果
	骨粗しょう症受療率（人口10万対）	50	100	平成17年患者調査
歯の健康力	12歳児の1人平均う歯数	1.71	100	平成18年学校保健統計調査
	80歳で20本以上の歯を持つ人の割合	24.1%	100	平成17年歯科疾患実態調査
食の選択力	家族揃って一緒に食事する子どもの割合	81.3%	100	平成16年全国家庭児童調査
	肥満傾向児の出現率（11歳）	10.9%	100	平成18年学校保健統計調査
	食育の周知度	26.0%	100	平成17年内閣調査
スポーツ力	運動習慣者の割合	男性 30.9% 女性 25.8%	100	平成16年国民健康・栄養調査
家庭力・地域力	放課後児童クラブの実施箇所	15,857カ所	100	平成18年厚生労働省調査
	長時間にわたる時間外労働を行っている者の割合（週労働時間60時間以上の雇用者の割合）	10.8%	100	平成18年総務省調査
	年次有給休暇の取得率	46.6%	100	平成19年厚生労働省調査
人間活動領域拡張力	一日中ベッド上の要介助者割合	12.8%	100	平成16年国民生活基礎調査
	身体障害者の外出頻度（外出なしの割合）	6.1%	100	平成13年身体障害者・児実態調査
	介護・看護時間	155分	100	平成13年社会生活基本調査
研究開発力	新医薬品（通常品目）の総審査期間	27.4カ月	100	平成18年度厚生労働省調査（実績）
	新医療機器（通常品目）の総審査期間	19.8カ月	100	〃
	バイオベンチャー企業数	531	100	平成17年バイオベンチャー報告書（財バイオインダストリー協会）
		合計	3200	

○指標を出すに当たっては，それぞれの項目の実績値を100ポイントに切り替えて使用し，年度ごとにポイント表示することによって進捗状況をわかりやすく表示する．

注　※　文部科学省「平成18年度　幼稚園，小学校，中学校，高等学校等におけるLD，ADHD，高機能自閉症等のある幼児児童生徒への教育支援体制整備状況調査」

索　引

AIDS　16
BMI　72
ICD　9
ICD-10　9, 29
ILO　107
PMI　6
QOL　5, 74
QWL　103, 104, 112
SARS　16
THP　102, 103
WHO　2, 40, 54, 107

―ア行―

愛育村事業　30
悪性新生物　27, 37, 66
アクティブ80ヘルスプラン　46, 72
新しい食生活指針　68
アネロビクス　62
アルコール依存症　56
アルコール性肝炎　81
アルマ・アタ宣言　2
安全衛生教育　103
安全衛生推進者　106
安全管理者　106
胃がん　27, 37
異常気圧　111
一次予防　12
一般筋力　63
医療給付　96
医療費　42
　　――控除　49
医療保険　96
飲　酒　56, 80
　　――と健康　80
運　動　43, 48, 60
　　――と加齢　61
　　――と体力　60
　　――と発育・発達　61
　　――付加　64
　　――不足　64
　　――普及推進員　51

エアロビクス　62
衛生委員会　105
衛生管理者　106
衛生行政制度　44
栄　養　41, 66
　　――改善法　47, 50, 61
　　――士　50
　　――所要量　47
　　――不足人口　69
温泉利用指導者　51

―カ行―

外来受療率　8, 34
ガ　ス　109
学校教育法　98
学校保健法　98
過　労　112
が　ん　27, 83
環境要因　3, 4
患者調査　33
間接伝播　15
感染経路　14
感染症　14, 16
　　――対策　16
　　――法　16
　　――予防対策　16
管理栄養士　50
寒冷作業　111
危険因子　28
喫　煙　54, 83
　　――と健康　83
　　――対策　54
　　――率　28, 54
吸収経路　107
急性アルコール中毒　81
休　養　43, 48, 72
供給熱量自給率　69
虚血性心疾患　29, 37
拒食症　72
禁煙サポート・節煙対策　55
筋持久力　64

金　属　109
筋力トレーニング　63
決定要因　3
健康づくりのための
　　――運動基準2006　48, 119
　　――運動指針　48
　　――休養指針　48, 74
　　――食生活指針　47, 68
　　――睡眠指針　48
健康づくり行政　44
健康づくり事業　46
健康の決定要因　4
健康の定義　2
健康運動指導士　50
健康運動実践指導者　50
健康影響　107
健康科学センター　50
健康管理　102, 104
　　――の目的　89
　　――活動　88, 102
健康教育　92, 103
健康指標　5, 10
健康障害　109
健康診断　98
健康相談　93
健康増進　12, 40
　　――の3要素　42
　　――施設認定制度　49
　　――法　47, 51
健康度　40
健康日本21　51, 115
健康文化都市推進事業　50
健康フロンティア戦略　51
後期高齢者　96
　　――医療広域連合　96
　　――医療制度　96
高血圧　30
後天性免疫不全症候群　16
高齢化社会　24
高齢者のための食生活指針　68

高齢者の医療の確保に関する法律　96
高齢者医療制度　96
高齢者医療法　96
国際疾病障害死因統計分類　9
国際労働機関　107
国民医療費　42
国民栄養調査　65
国民健康・栄養調査　47, 65
国民健康保険　96
国民生活基礎調査　32
50歳以上死亡割合　6, 10
個人情報保護法　94

―サ行―

再興感染症　16
作業環境管理　103
作業環境測定法　114
作業管理　103, 104
作業関連疾患　107
産業医　105
産業疲労　112
産業保健活動　105
産業保健組織　105
三次予防　13
死因順位　26
死因別死亡率　5, 10
死産数　7
死産比　7, 10
死産率　7, 10
市町村保健センター　48, 95, 97
疾病の予防　11
児童福祉法　32
死亡原因　5
脂肪摂取の増大　65
脂肪摂取量　65
死亡率　5
社会復帰　13
集団健診　90
周産期死亡率　7, 10, 32
重症急性呼吸器症候群　16
主体要因　3, 4

出生率　10
主流煙　83
受療率　8, 10, 33
瞬発力　64
消化器疾患　54
職域健康診断　104
食塩の過剰　67
職業がん　110
職業病　102, 106
職場健康管理活動　103
新健康フロンティア戦略　51, 125
新興感染症　16
人口転換　24
人口動態統計　25
心疾患　29, 37, 66
新生児死亡率　7, 10
身長別体重　70
振動　112
じん肺法　114
心不全　29
睡眠　74
スキャモンの発育曲線　61
スクリーニング　90, 91
　――・レベル　91, 92
ストレス　112
スペシフィシティ　91
生活習慣　51, 66
　――病　11, 12, 51, 66
成人病　12
　――（生活習慣病）予防のための食生活指針　68
精神保健　97
　――福祉法　97
生物学的モニタリング　109
世界保健機関　3
前期高齢者　96
センシティビティ　91
騒音　112
総括安全衛生管理者　105
早期新生児死亡数　7
早期新生児死亡率　7
総再生産率　10
粗再生産率　10

粗死亡率　5, 25

―タ行―

第1次国民健康づくり対策　46
体脂肪量　71
第10回修正国際疾病障害死因統計分類　29
対象特性別健康づくりのための生活指針　47
大腸がん　28
第2次国民健康づくり対策　46
たばこ　83
地域保健　94
　――法　94
地方衛生研究所　95
長寿医療制度　96
直接伝播　14
通院者率　10, 32
電離放射線　112
特異的予防　12
特殊健康診断　109
トータル・ヘルス・プロモーション・プラン　102, 103

―ナ行―

内臓脂肪型肥満　71
内臓脂肪症候群　48, 70
21世紀における国民健康づくり運動　51
二次予防　12
日本型食生活　69
日本人の栄養所要量　47, 67
日本人の食事摂取基準　47
入院受療率　8, 33
乳がん　29, 35
乳児死亡率　7, 10, 31
妊産婦死亡率　10
熱中症　111
年齢階級別死亡率　5
年齢調整死亡率　6, 25
　――（直接法）　10

――（間接法） 10
年齢別死亡率 5
脳血管疾患 30, 38, 66
脳梗塞 30
脳出血 30
脳卒中 30
農薬中毒 111

―ハ行―
肺がん 28, 37, 54, 83
排泄経路 107
発がん物質 110
皮下脂肪型肥満 71
肥痩係数 70
ビタミンの不足 67
非電離放射線 111
肥満 70
――の判定 71
病原体 14
被用者保険 96
標準化死亡率 6
標的臓器 107
病原体の伝播様式 15
非労働要因 107
貧血症 72
副流煙 83
プライバシーの保護 93
不慮の事故 30
分煙対策 55

粉じん 109
平均在院日数 33
平均寿命 7, 22
平均暴露量 108
平均余命 7, 22
防煙対策 55
保健学習 93, 99
保健教育 99
保健指導 93, 99, 101
保健所 50, 94, 97
母子保健行政 31
母子保健事業 97
母子保健水準 7
母子保健法 32, 97
ホメオスターシス 60

―マ行―
慢性疾患 11
無酸素運動 62
無酸素能力 63
メタボリックシンドローム 48, 70

―ヤ行―
宿主の感受性 15
有害物資 107
――の使用・製造の制限 103
――の暴露量 108

有機化合物 110
有酸素運動 62
有酸素能力 63
有訴者率 8, 10, 32
有病率 8, 10, 32
予防医学 11

―ラ行―
罹患率 8, 10
リスク・アセスメント 90
リスク・ファクター 28, 35
リハビリテーション 13
量・影響関係 108
量・反応関係 108
労災保険法 113
老人保健法 96
老衰死亡 31
労働安全衛生法 113
労働衛生の3管理 103
労働関連疾患 107
労働基準法 113
労働災害 102
労働者災害補償保険法 113
労働生活の質 103, 104, 112
労働法規 113
労働要因 107

著　者

朝　山　正　己（至学館大学特任教授　医博　社会福祉法人　仁至会理事）
井　谷　　　徹（NTN岡山工場産業医　公益財団法人
　　　　　　　　大原記念労働科学研究所理事）
芳　本　信　子（朝日大学歯学部　非常勤教員　医博　管理栄養士）

イラスト 健康管理概論 ── 第6版 ──　　　ISBN 978-4-8082-6096-5

1998年10月 5日　初版発行	著者代表 © 朝　山　正　己
2005年 4月 1日　2版発行	発行者　　鳥　飼　正　樹
2011年12月10日　3版発行	印　刷　　港北メディアサービス株式会社
2014年 4月 1日　4版発行	
2015年 4月 1日　5版発行	製　本
2024年 4月 1日　6版発行	

発行所　株式会社 東京教学社

郵便番号　112-0002
住　　所　東京都文京区小石川 3-10-5
電　　話　03 (3868) 2405
Ｆ Ａ Ｘ　03 (3868) 0673
http://www.tokyokyogakusha.com

・JCOPY ＜出版者著作権管理機構 委託出版物＞
本書の無断複製は著作権法上での例外を除き禁じられています．複製される場合は，そのつど事前に，出版者著作権管理機構（電話 03-5244-5088, FAX 03-5244-5089, e-mail: info@jcopy.or.jp）の許諾を得てください．